北京市教育科学"十四五"规划 2022 年度一般课题
《"双减"背景下校内、外联动校本课程研发与实施》
（CDDB22255）课题成果

智慧研学家

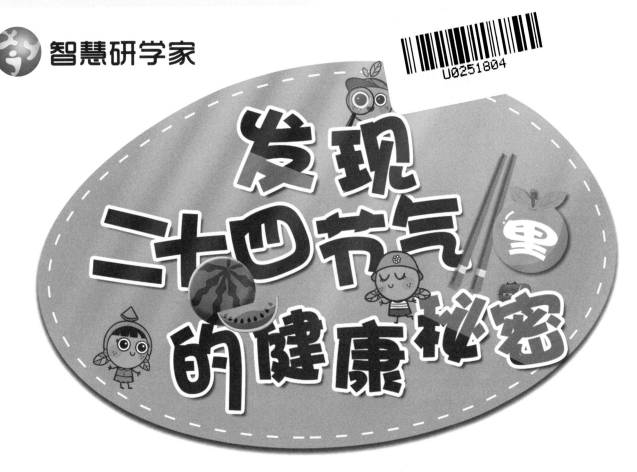

# 发现二十四节气里的健康秘密

刘海金　徐　鹏　李　蓓　主编

中国环境出版集团·北京

图书在版编目（CIP）数据

发现二十四节气里的健康秘密 / 刘海金，徐鹏，李蓓主编 . -- 北京 : 中国环境出版集团 , 2023.2
ISBN 978-7-5111-4419-5

Ⅰ . ①发⋯ Ⅱ . ①刘⋯ ②徐⋯ ③李⋯ Ⅲ . ①二十四节气—关系—食物养生—青少年读物 Ⅳ . ① R247.1-49

中国版本图书馆 CIP 数据核字 (2020) 第 162033 号

出 版 人　武德凯
责任编辑　田　怡
装帧设计　彭　杉

出版发行　中国环境出版集团
　　　　　（100062 北京市东城区广渠门内大街 16 号）
　　　　　网　　　址：http://www.cesp.com.cn
　　　　　电子邮箱：bjgl@cesp.com.cn
　　　　　联系电话：010-67112765（编辑管理部）
　　　　　　　　　　010-67175507（第六分社）
　　　　　发行热线：010-67125803，010-67113405（传真）
印　　刷　玖龙（天津）印刷有限公司
经　　销　各地新华书店
版　　次　2023 年 2 月第 1 版
印　　次　2023 年 2 月第 1 次印刷
开　　本　889×1194 1/12
印　　张　10
字　　数　50 千字
定　　价　68.00 元

# 编委会

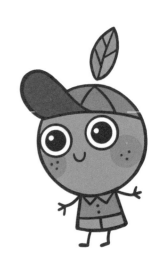

## 主　编

刘海金　徐　鹏　李　蓓

## 编写人员

杨青青　施　冰　靳　飞　王晨旭　张　帆　张淑春

张　伟　朱　利　沙抒音　魏航英　于　颖　闫　娟

徐浩翔　王梦嫱　孙亦可　蒋　瑷　崔丽玲　史红云

庞　杨　吕佳蔚　张文彬　沈忠诚　张震南　刘斯璐

温　娟　龚美玲　张　姗　吴丽珍　李海东　叶青富

吐拉力·达吾特巴克　海日古丽·艾尔肯

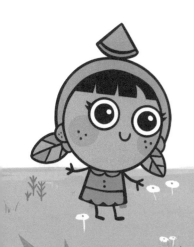

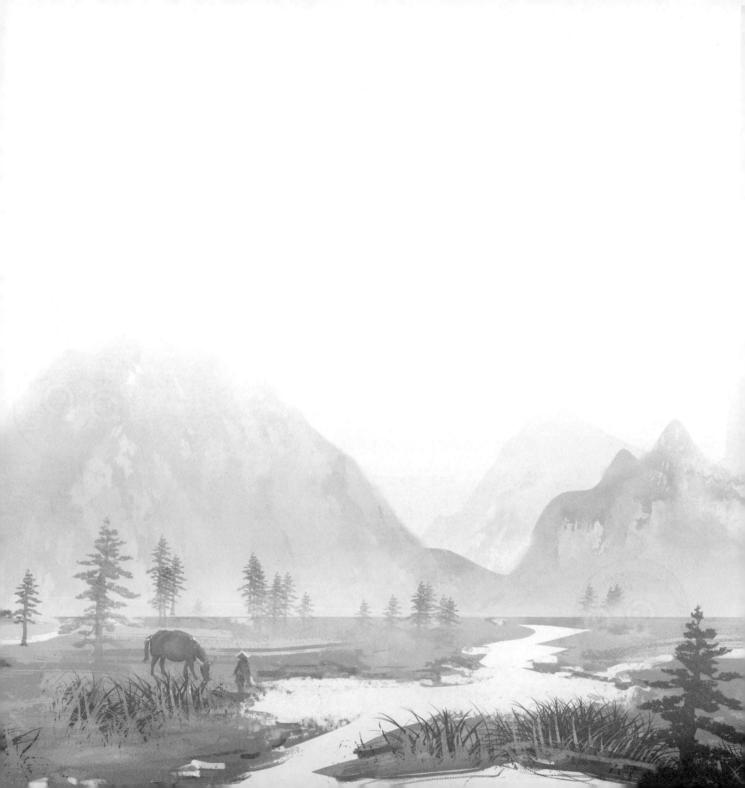

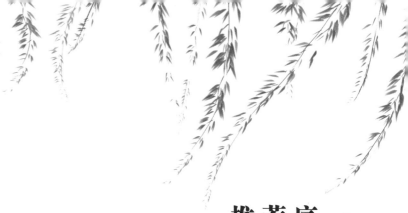

# 推荐序一

一年之中，哪天白昼最长？哪天白昼最短？哪天昼夜时间一样长？夏至日白昼最长，冬至日白昼最短，春分日和秋分日昼夜等长。

古人通过观测自然的演变，确定了"二分二至"日的时间，并在此基础上逐渐演变出了二十四节气。有了二十四节气，人们就能知道什么时节播种、什么时节收割、什么时节吃什么东西、什么时节穿什么衣服、什么时节祭祀……这对于指导人们的日常生活和生产有着非常重要的意义。

二十四节气对人们的饮食生活也产生了深远的影响，立春吃春饼，清明吃青团，立秋贴秋膘，冬至吃饺子……

古人认为人和自然是和谐统一的，人应该顺应自然，饮食也是如此，因为不同时节的自然环境差异较大，食材也不相同，所以吃一些应季食物有利于保持身体健康。

二十四节气是中国特有的文化，是我国劳动人民智慧的结晶，是宝贵的文化遗产。党的二十大报告中指出："全面建设社会主义现代化国家，必须坚持中国特色社会主义文化发展道路，增强文化自信，围绕举旗帜、聚民心、育新人、兴文化、展形象建设社会主义文化强国，发展面向现代化、面向世界、面向未来的，民族的科学的大众的社会主义文化，激发全民族文化创新创造活力，增强实现中华民族伟大复兴的精神力量。"每一种优秀的文化都需要传承，二十四节气是中华民族传统文化的精髓，值得我们去保护和传承。

我们该如何挖掘二十四节气的丰富内涵，有效地传播其价值呢？中小学生处于身心发展的重要阶段，包括价值观的建立以及生活习惯的养成等，都处于重要阶段。因而将二十四节气的文化和知识融入他们的日常生活，让其浸润在传统文化中，通过科学认知和互动体验，培养其健康的饮食习惯和生活理念十分重要。《发现二十四节气里的健康秘密》将伴随着学生在万物萌芽、生长和收获的过程中健康成长、收获知识、提高能力。

《发现二十四节气里的健康秘密》不仅介绍了二十四节气与自然环境的关联，更蕴含着十分深刻的传统文化和食育理念。

随着素质教育日益完善，本书将传统文化、食育、研学与二十四节气有机融合，不仅可以创新教育方式，更能丰富教学内容，有效激发学生的学习兴趣，让学生在亲近自然、了解自然的同时掌握更多的传统文化知识，亲身参与到食育和研学实践活动中，以达到快乐学习的目的。

是为序。

赵建军　主任

中国社会科学院大学新时代生态文明研究中心

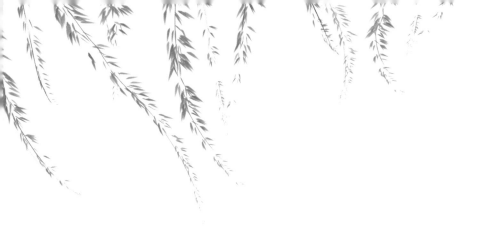

# 推荐序二

二十四节气是中国古代劳动人民对太阳运行周期规律的总结，古人依此来进行农事活动，体现了中国人民顺应天时、与自然和谐共生的传统智慧。

古人遵循每个节气的物候开展农事活动，注重饮食文化。"民以食为天"反映了中国人民对饮食重要性的认识，这一思想贯穿于中国文明发展的历史长河。

《发现二十四节气里的健康秘密》将二十四节气与食育融合，让同学们学习二十四节气相关知识，感受传统智慧的魅力，提升人文素养。食育教育不仅可以培养同学们的健康饮食习惯，还可以培养他们对生活的热爱，对同学们的身心健康非常重要。

在同学们了解传统文化和接受食育教育的同时，《发现二十四节气里的健康秘密》进一步提高了同学们开展实践活动的能力，为在校园、家庭、研学实践基地／营地中开展特色活动提供了一个可供参考的认知课程体系。

我希望本书作为研学课程的实践探索，能够帮助孩子们在传统文化的熏陶下，在健康饮食的生活化场景中，不断充实自己。

李玉先　主任

中国图书馆学会中小学图书馆分会

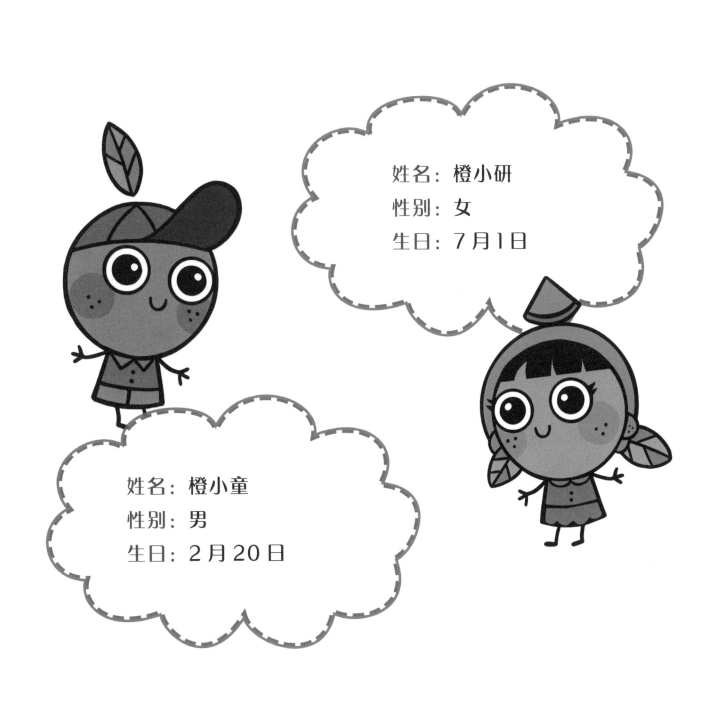

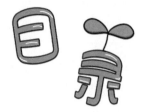

# 目录

## 五谷丰登的秋天

## 白雪皑皑的冬天

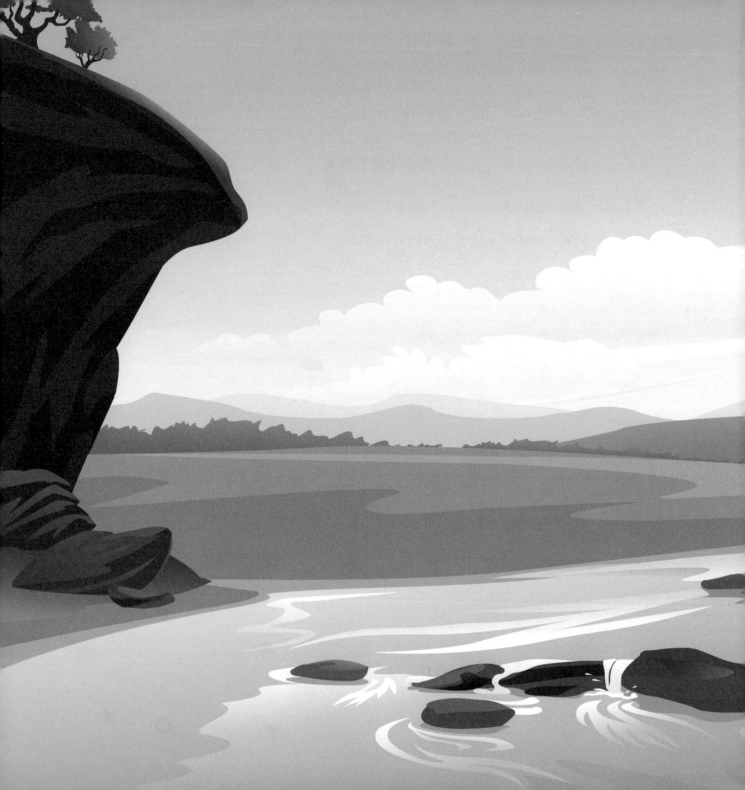

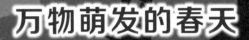

## 万物萌发的春天

春天来了,快出来一起活动吧!

小草从地里探出了头,去找它们的朋友小树;

小树伸出了绿色的手指,叩响了春天的大门;

"哗啦啦,哗啦啦……"河水唱着歌,在它经过的地方,

织出了一条绿色的地毯,地毯上小动物们围在一起跳起了舞。

# 第一节　立春：四时之始

清风送来了融融的暖意，俏生生的迎春花在枝头摇曳；
鱼儿们调皮地从小河中探出头来，呼吸着新鲜的空气。
不知不觉，春天来了。

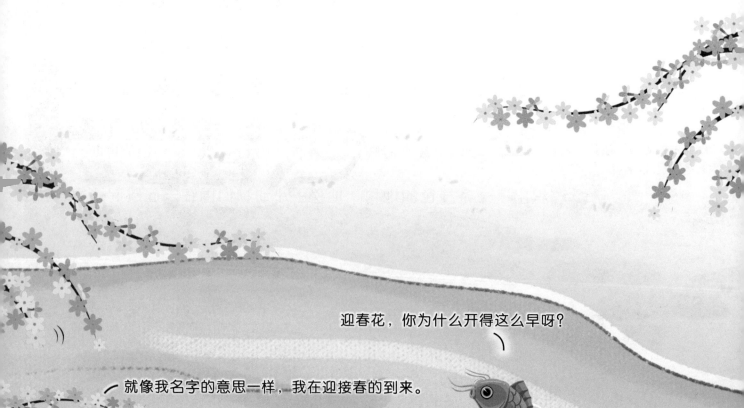

迎春花，你为什么开得这么早呀？

就像我名字的意思一样，我在迎接春的到来。

## 节气说

立春，意味着春天的正式开始。

立，是开始之意；春，代表着温暖、生长。

## 诗词里的节气

### 清江引·立春

[元] 贯云石

金钗影摇春燕斜，木杪生春叶。水塘春始波，火候春初热。土牛儿载将春到也。

## 节气习俗

### 咬春

早在汉代就有立春吃生菜来迎接新春的饮食习俗。魏晋时期，人们用五种味道辛辣的蔬菜组成五辛盘来"咬春"。到了唐代，五辛盘演变成了味道更好的春盘（即春卷）。

3

##  食物伙伴帮帮忙

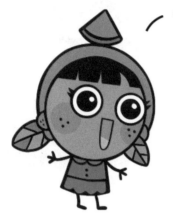

今天立春，我家吃春卷。

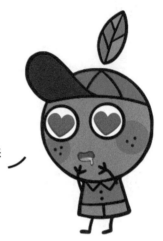

哇！我最爱吃菠菜春卷了，太美味了。

##  食物知多少

你知道什么是"鹦鹉菜"吗？

没错，就是我！

我的根呈红色、长着宽大的绿叶，好像"红嘴绿鹦哥"，因此而得名。

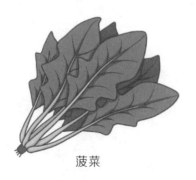

菠菜

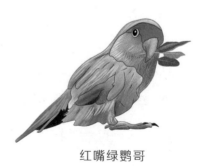

红嘴绿鹦哥

- 营养档案 -

姓名：菠　　菜
特点：鲜嫩多汁

- 热量：24 千卡
- 碳水化合物：4.5 克
- 脂肪：0.3 克
- 蛋白质：2.6 克
- 维生素 A：487 毫克

一以 100 克为例一

　　我是人们熟知的菠菜。我的原产地在波斯（今伊朗地区），唐朝的时候，尼泊尔人把我从波斯带入中国。

　　我身材高挑，最高能长到 1 米多。哦，对了，我还有一个秘密：我的茎是空心的，像一根长长的管子。空心茎是为了让更多的养料集中到导管和茎皮，使身体变得更加强壮，这样，我高大的"身躯"就不容易倒了。

 **想一想**

　　像我一样是空心茎的蔬菜还有哪些？

_____

_____

_____

# 第二节　雨水：甘雨时降

春雨滋润着大地，万物焕发了生机，水獭们开始了一年的渔猎生活。

大雁风尘仆仆，迫不及待地飞回北方。

小草星星点点，装扮着大地。

杨柳青了，桃花红了，为春天描绘了一幅崭新的画卷。

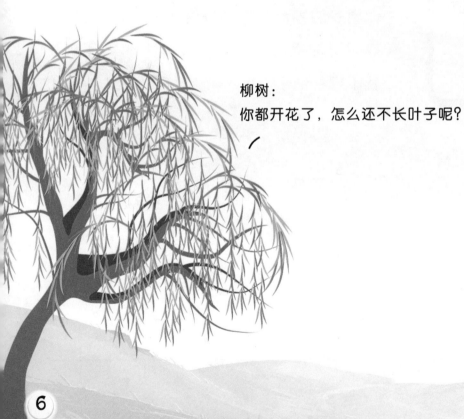

柳树：
你都开花了，怎么还不长叶子呢？

桃树：
我是先开花后长叶的。

节气说

　　雨水是反映降水现象的节气，表示春天降雨开始、雨量渐增。

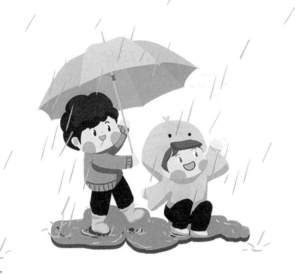

 诗词里的节气

### 春夜喜雨

[唐] 杜甫

好雨知时节，当春乃发生。
随风潜入夜，润物细无声。
野径云俱黑，江船火独明。
晓看红湿处，花重锦官城。

 节气习俗

### 接寿

　　雨水这一天，有女婿去给岳父岳母送节礼的传统习俗。送的礼品通常是一丈二尺<sup>*</sup>长的红棉带，这被称为"接寿"，寓意祝岳父岳母福寿绵长。

---

*"丈""尺""寸"是我国传统长度计量单位，为十进制，10 寸 =1 尺，10 尺 =1 丈。（3 尺 ≈ 1 米，1 尺 ≈ 33.3333 厘米）

**食物伙伴帮帮忙**

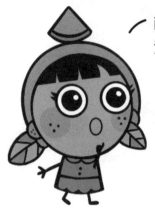

雨水时节空气潮湿，人体自然就多了些寒湿之气，这个时节可以吃些祛湿的食物。

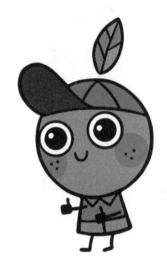

没错，红豆就很适合呢！

 **食物知多少**

我叫赤豆，也被叫作"红豆"，但一直以来总有别的豆跟我争"红豆"这个名称，比如赤小豆，但其实我们并不相同。

从外貌来看：我个头大、外形圆润，它个头小、外形扁长。

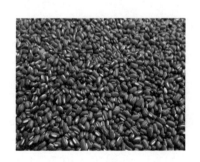

赤小豆

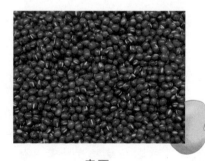

赤豆

**营养档案**

姓名：赤　　豆

特点：色泽鲜红

- 热量：324 千卡
- 蛋白质：20.2 克
- 脂肪：0.6 克
- 碳水化合物：63.4 克
- 膳食纤维：7.7 克
- 维生素 E：14.36 毫克

一以 100 克为例一

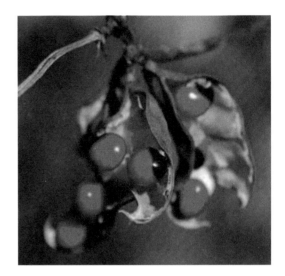

相思子

其实，还有一种植物也被称作"红豆"，它就是相思子。它外形圆润，色泽鲜红，身上点缀着一抹黑色，看起来俏皮可爱，很受文人墨客的喜爱，被赋予了"相思"的内涵。

 **想一想**

你还认识哪些其他颜色的豆子呢？

_____

_____

# 第三节　惊蛰：阳和启蛰

一声春雷，惊醒了蛰伏在地下的昆虫。

山野中，含羞的桃花绽开了笑脸，

一朵朵，粉雕玉琢，

淡淡的香味扑鼻而来。

看，黄鹂们在枝头聊天呢！

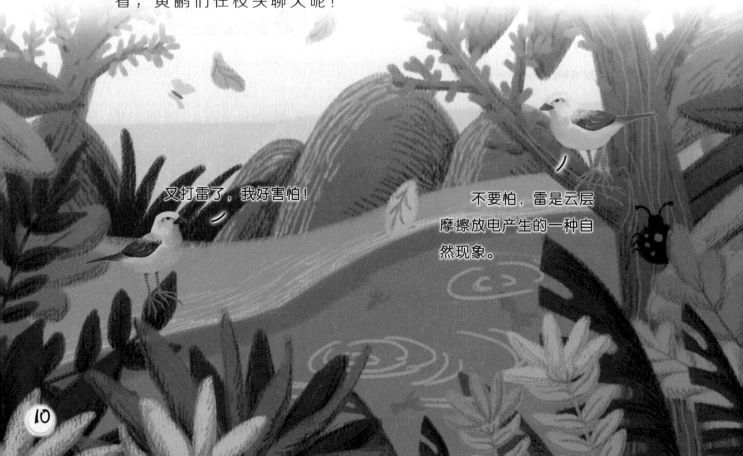

又打雷了，我好害怕！

不要怕，雷是云层摩擦放电产生的一种自然现象。

## 节气说

　　惊蛰时节，春雷之声响彻大地，惊醒了地下冬眠的昆虫，气温迅速升高，万物生机盎然。

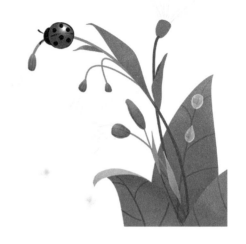

## 诗词里的节气

### 观田家

[唐] 韦应物

微雨众卉新，一雷惊蛰始。田家几日闲，耕种从此起。
丁壮俱在野，场圃亦就理。归来景常晏，饮犊西涧水。
饥劬不自苦，膏泽且为喜。仓禀无宿储，徭役犹未已。
方惭不耕者，禄食出闾里。

## 节气习俗

### 吃梨

　　在山西等地有惊蛰时全家吃梨的习俗。因为"梨"谐音"离"，惊蛰时万物复苏、虫害苏醒，吃梨寓意让虫害远离庄稼，保佑今年有好收成。

**食物伙伴帮帮忙**

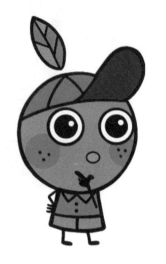

你知道惊蛰适合吃什么水果吗？

很多地方在惊蛰日都有吃梨的习俗。

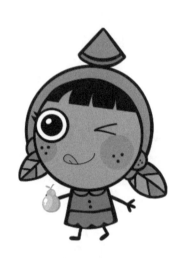

 **食物知多少**

"哥哥，这个梨大，你是兄长，你吃大的。"

小孔融正在给全家分梨，他把大的给了哥哥，自己拿了个小的。

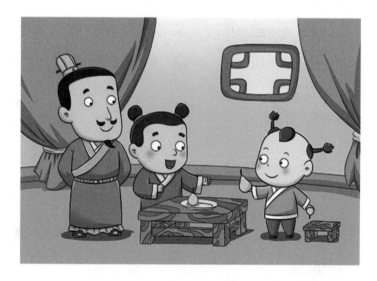

孔融让梨

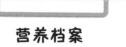

## 营养档案

**姓名**：鸭　梨
**特点**：味美多汁

- 钾：97 毫克
- 钙：11 毫克
- 维生素$B_1$：0.05 毫克
- 维生素C：11 毫克

—以100克为例—

我就是孔融谦让的那种水果——梨。两千多年前，我的家族就扎根在中国各地了。相比苹果果肉的细腻，我是一个"糙汉子"。越靠近果核的地方，果肉越粗糙。这些粗糙的，看起来像砂石颗粒的组织，是由石细胞构成的。

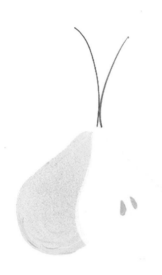

石细胞的细胞壁特别厚，它们聚集在一起，牢固、坚硬，为果核中的种子提供了有效的保护。

## 想一想

你能说出几种在惊蛰前后苏醒过来的小动物呢？

_____

_____

_____

# 第四节　春分：昼夜各半

天气日渐转暖，白天变长了。

燕子衔泥，忙着建造新巢，

柳树垂下了千万条绿色的丝绦，

蝴蝶翩跹起舞，花儿竞相争艳，

大家纷纷赶赴春天的约会。

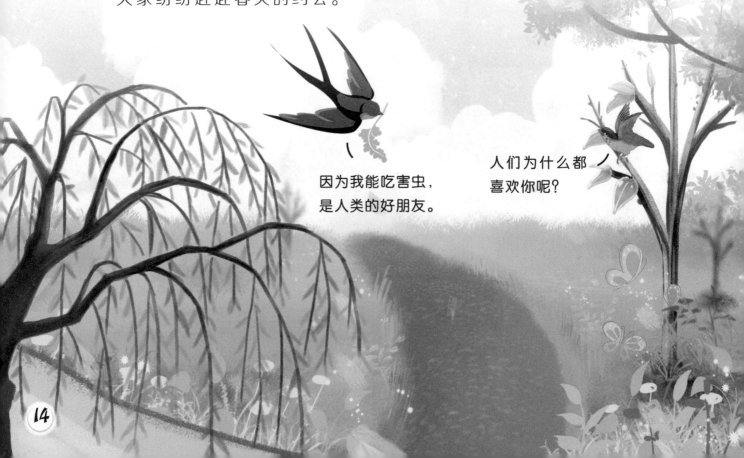

因为我能吃害虫，
是人类的好朋友。

人们为什么都
喜欢你呢？

**节气说**

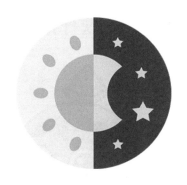

在春分这一天，白天和黑夜的时长相等。

春分时节雨水充沛，阳光明媚，标志着越冬作物进入春季生长阶段。

 **诗词里的节气**

## 春分二月中

[唐]元稹

二气莫交争，春分雨处行。

雨来看电影，云过听雷声。

山色连天碧，林花向日明。

梁间玄鸟语，欲似解人情。

 **节气习俗**

### 竖蛋

四千年前，古人就开始以"春分竖蛋"来庆祝春回大地，万物生长。"竖蛋"又叫"立蛋"，除了有立住鸡蛋的本意，亦有"马上添丁"之意，寄托着人们对人丁兴旺的祈愿。

**食物伙伴帮帮忙**

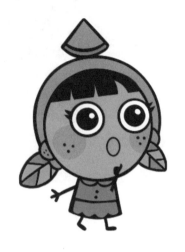

你拿铁锹去干吗呀？

春分时节，春笋正鲜嫩，我去挖点笋。

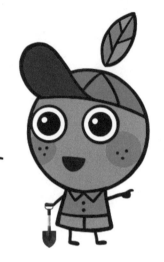

 **食物知多少**

　　我是春笋，我的味道鲜嫩爽口，是一种山珍美味。"笋"字是竹字头，你知道我跟竹子有什么关系吗？"笋"字下面有一个弯曲的长笔画，代表竹子的地下茎；上面是两个小箭头，代表竹鞭长出的嫩芽——笋。

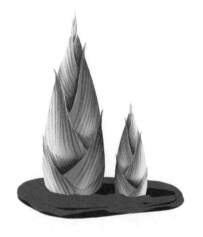

营养档案

姓名：春　　笋
特点：洁白如玉

- 热量：19 千卡
- 碳水化合物：3.6 克
- 脂肪：0.2 克
- 膳食纤维：1.8 克
- 维生素 A：63 毫克
- 磷：64 毫克
- 钾：389 毫克

—以100克为例—

我是"幼年"的竹子。竹子在地下的部分长着长长的地下茎——竹鞭。竹鞭是分节的，每一节侧面都有芽，有的芽会长成笋，有的芽会发育成新的竹鞭。

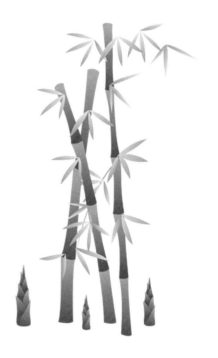

宋代的《笋谱》记载了我的98个兄弟姐妹，我们是一个大家族，还是国宝大熊猫钟爱的美食哟！

 **想一想**

虽然竹子种类繁多，但为什么人们说熊猫的食物越来越少？

# 第五节　清明：春和景明

草长莺飞，四月天。

团团簇簇，满树桐花开出层层叠叠的花海；

圆滚滚的小鹌鹑开始呼朋引伴，忙着踏春；

害羞的田鼠宝宝却躲回洞穴，不愿出来。

雨后天空初晴，云端现了彩虹，花香伴着鸟鸣，一切春意浓浓。

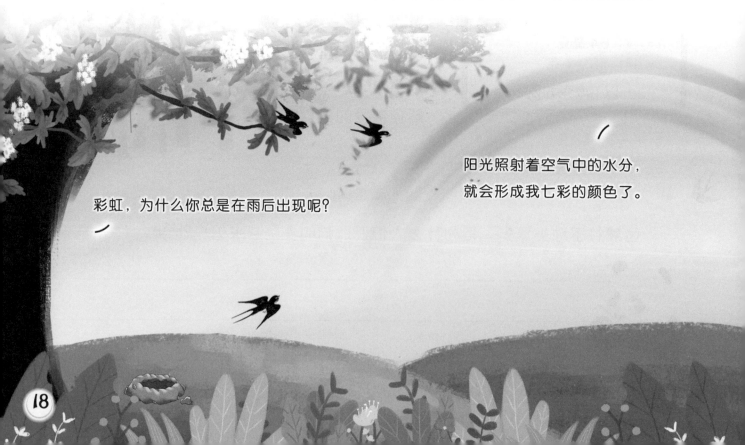

彩虹，为什么你总是在雨后出现呢？

阳光照射着空气中的水分，就会形成我七彩的颜色了。

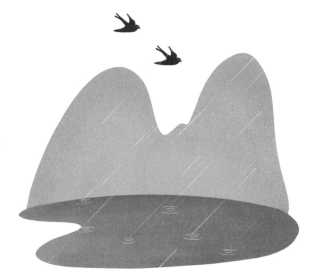

 **节气说**

　　清明，气温不断上升，伴随着雨水，万物"吐故纳新"。清明也是传统的踏青时节。

 **诗词里的节气**

### 清明

[唐]杜牧

清明时节雨纷纷，路上行人欲断魂。
借问酒家何处有，牧童遥指杏花村。

 **节气习俗**

### 踏青

　　踏青，指清明节前后到郊外散步游玩，青是青草的意思。我国民间一直有清明踏青的习俗。清明时节，春意盎然，生机勃勃，郊游踏青正当时。

##  食物伙伴帮帮忙

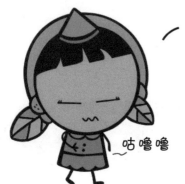

清明时节人们通常吃什么食物呢?

人们会用糯米和艾草制作青团。

咕噜噜

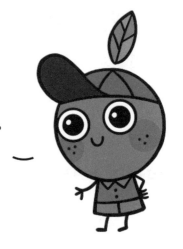

##  食物知多少

我叫糯米。我的外形和其他稻米很相似,但是口感却不太一样。我的口感更软糯,这是因为我体内含有大量的特殊淀粉,它们与水混合加热后形成了更复杂的结构。

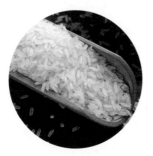

籼米

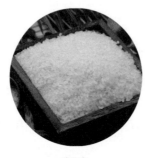

粳米

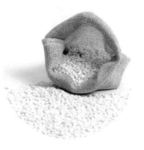

糯米

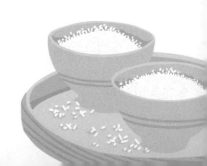

我们大米家族有三兄弟：糯米、籼米和粳米。籼米和粳米是人们最常食用的两种稻米。籼米外形细长，多在南方地区种植。粳米外形短宽，呈椭圆形，多种植于北方。

人们将我加工后和砂浆混合在一起，创造出一种强大的建筑材料——"糯米砂浆"。千百年前修建的万里长城至今屹立不倒，这可离不开我的功劳，你知道是为什么吗？

## 营养档案

姓名：糯　　米

特点：香糯甜腻

- 热量：348 千卡
- 蛋白质：7.3 克
- 膳食纤维：0.8 克
- 碳水化合物：78.3 克
- 维生素 E：1.29 毫克
- 钙：26 毫克
- 钾：137 毫克

—以100 克为例—

 **想一想**

艾草与清明都有哪些不解之缘？

_____

_____

_____

# 第六节　谷雨：雨生百谷

春雨如烟，雨滴像一个个调皮的小精灵，

在小河、花园、田野中，

欢快地打着滚、撒着欢。

禾苗也被这欢欣的气氛感染了，

迎着雨水摇摆、生长。

浮萍也好奇地浮出了水面，

牡丹吐蕊，樱桃红熟，

杜鹃鸟不时抖动着羽毛，悠闲地唱着歌。

杜鹃鸟，你和杜鹃花
的名字是一样的吗？

在很多传说中，杜鹃
花的命名都和我有关！

## 节气说

谷雨是物候、时令与农事紧密联系的一个节气，此时降雨明显增加，谷类作物茁壮成长。

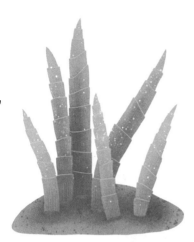

## 诗词里的节气

### 谢中上人寄茶

[唐] 齐己

春山谷雨前，并手摘芳烟。

绿嫩难盈笼，清和易晚天。

且招邻院客，试煮落花泉。

地远劳相寄，无来又隔年。

## 节气习俗

### 赏牡丹

谷雨前后，牡丹花盛开，姹紫嫣红，谷雨赏牡丹的习俗已在我国流传千年。现在山东、河南、山西等地在谷雨节气依然会举办牡丹花会，供人们游览欣赏。

## 食物伙伴帮帮忙

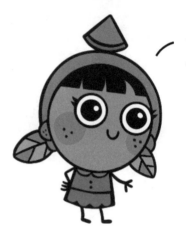

谷雨时，"万木青葱，百谷萌生"，你知道什么是"青葱"吗？

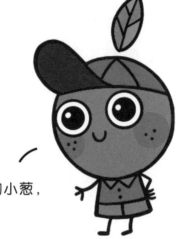

青葱就是我们常吃的小葱，它跟洋葱是同类哟！

## 食物知多少

我叫洋葱，来自神秘的西域。

我的内部结构很奇特，像穿了很多层"衣服"。因为我的故乡在干旱炎热的地区，为了保护自己，减少水分蒸发，我用一层层的"鳞片"将自己包裹起来。

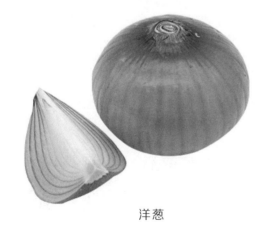

洋葱

## 营养档案

**姓名：洋　　葱**

**特点：性格火辣**

- 热量：39 千卡
- 蛋白质：1.1 克
- 脂肪：0.2 克
- 碳水化合物：9 克
- 膳食纤维：0.9 克
- 维生素 A：3 毫克
- 胡萝卜素：20 毫克

—以100克为例—

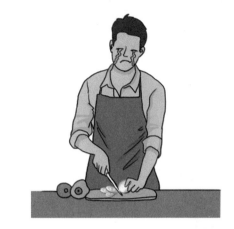

如果把我切开，我体内的挥发物质会让你泪流满面。

有人说我不是葱，其实，我和大葱、青葱、虾夷葱都是百合科葱属植物。不同的是，我的茎是球状的鳞茎，大葱是圆柱状的鳞茎（葱白）。

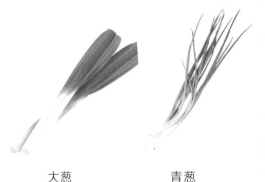

大葱　　　　　青葱

## 想一想

如何理解"春雨贵如油"这句话呢？

25

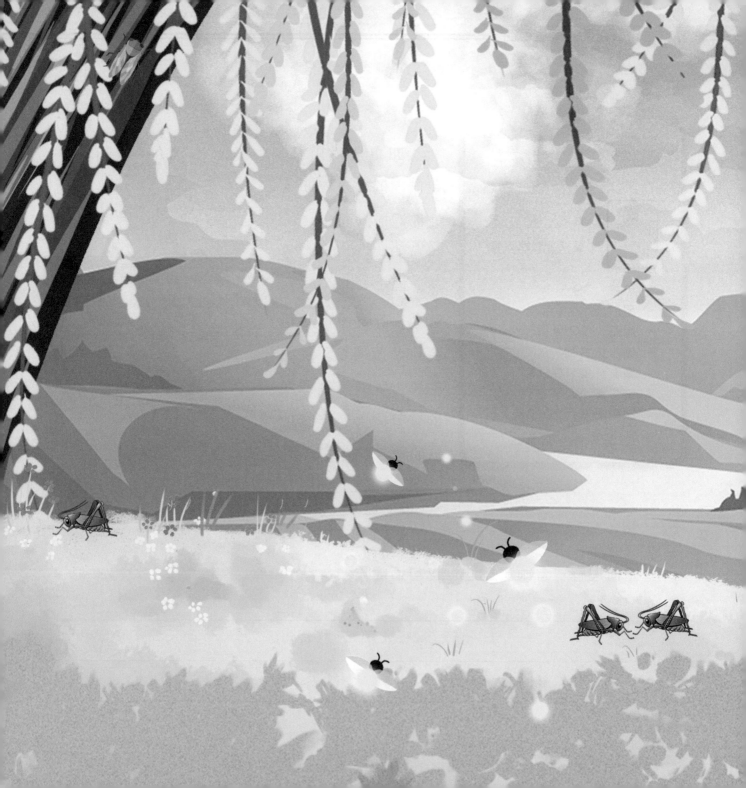

# 热情似火的夏天

火热的夏天，最适合举办演唱会。

中午，雄蝉发行了它的第一支单曲，

傍晚，青蛙合唱团的和声响彻田野。

夜晚，蛐蛐跟它的伙伴们在草丛中演出，

萤火虫是最热情的粉丝，

擎着荧光棒飞来飞去，像一片金色的流云。

# 第七节　立夏：万物并秀

悄悄地，春姑娘迈着轻盈的步伐走了。

蚯蚓辛勤地掘着土，时而从松软的土里钻出头来缓口气；

王瓜的蔓藤向四处攀爬生长着；

傍晚的池塘分外热闹，青蛙乐队开始了它们的摇滚演唱会，

夏天来了。

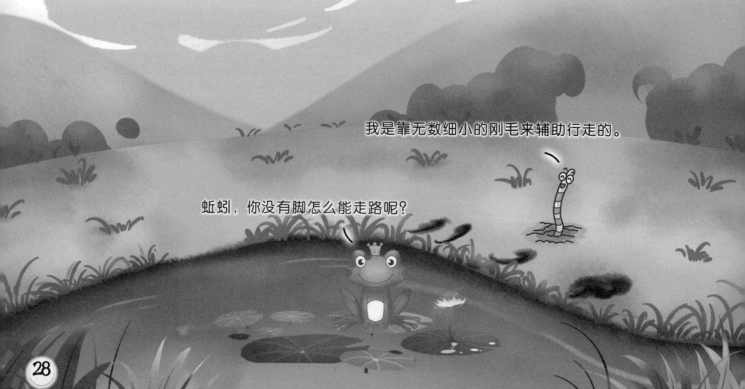

我是靠无数细小的刚毛来辅助行走的。

蚯蚓，你没有脚怎么能走路呢？

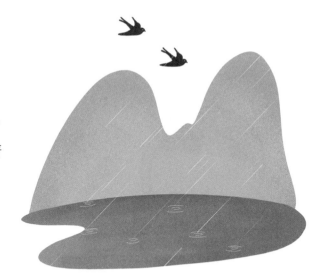

 **节气说**

清明，气温不断上升，伴随着雨水，万物"吐故纳新"。清明也是传统的踏青时节。

 **诗词里的节气**

## 清明

[唐]杜牧

清明时节雨纷纷，路上行人欲断魂。
借问酒家何处有，牧童遥指杏花村。

 **节气习俗**

## 踏青

踏青，指清明节前后到郊外散步游玩，青是青草的意思。我国民间一直有清明踏青的习俗。清明时节，春意盎然，生机勃勃，郊游踏青正当时。

**食物伙伴帮帮忙**

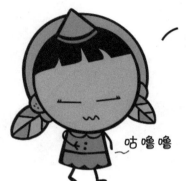

清明时节人们通常吃什么食物呢？

人们会用糯米和艾草制作青团。

咕噜噜

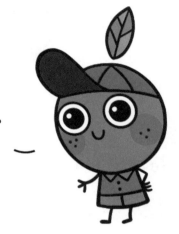

 **食物知多少**

　　我叫糯米。我的外形和其他稻米很相似，但是口感却不太一样。我的口感更软糯，这是因为我体内含有大量的特殊淀粉，它们与水混合加热后形成了更复杂的结构。

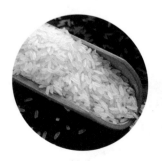

粆米

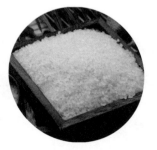

粳米

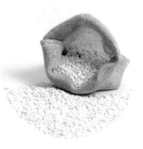

糯米

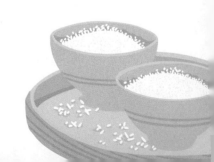

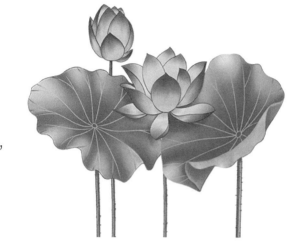

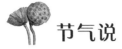 **节气说**

　　立夏是夏季的第一个节气。

　　立夏后，日照时长增加，温度逐渐升高，雷雨增多，农作物进入茁壮成长阶段。

 **诗词里的节气**

## 四月十三日立夏呈安之

[宋]司马光

留春春不住，昨夜的然归。
欢趣何妨少，闲游勿怪稀。
林莺欣有托，丛蝶怅无依。
窗下忘怀客，高眠正掩扉。

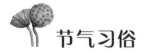 **节气习俗**

### 做夏

　　立夏时节，我国福建有煮鼎边糊"做夏"的风俗。鼎边糊又称锅边糊，是用米浆边涮锅边烧煮而成，再配以由虾米、虾油、葱菜、金针、黑木耳、蚬子、蛏干等制成的海鲜清汤，味道极为鲜美可口。

## 食物伙伴帮帮忙

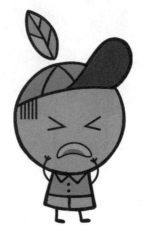

立夏后，天气越来越热了，吃什么都没有胃口，还经常上火！

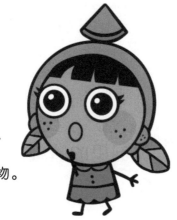

外婆说夏天适合吃瓜类食物。

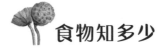

## 食物知多少

"瓜"是象形字，表示结在藤蔓上的果实。没错，我们瓜类都生长在藤蔓上，藤蔓就是我们柔软的茎。我们能通过藤蔓主动找到了攀附的物体，并

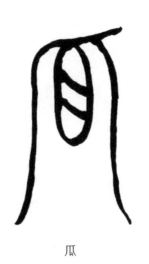

瓜

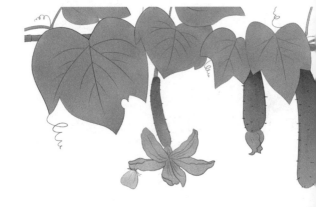

沿着这个物体快速向上生长，同时展开叶片，充分吸收阳光。如果叶片被遮挡了，我们会寻找新的攀附物，继续追逐阳光，茁壮生长。

**营养档案**

姓名：苦 瓜

特点： 苦

- 热量：19 千卡
- 膳食纤维：1.4 克
- 维生素 A：17 毫克
- 胡萝卜素：100 毫克
- 钙：14 毫克
- 磷：35 毫克
- 钾：256 毫克

— 以 100 克为例 —

　　我是苦瓜，是葫芦科家族中味道最苦的一员，在我们家族中还有很多其他种类的瓜果。

　　瓜在生长的过程中自身重量逐渐增加，瓜与茎的连接处（瓜蒂）会逐渐软化，当瓜成熟时，瓜蒂会自然脱落，就是我们常说的"瓜熟蒂落"。

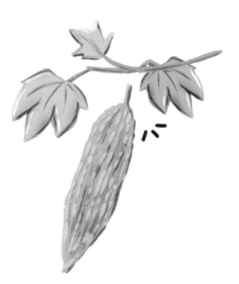

瓜熟蒂落

**想一想**

你有办法让苦瓜吃起来不那么苦吗？

_____

_____

_____

# 第八节　小满：麦粒渐满

小满时节，田野里长着苦菜嫩苗，

摘一篮苦菜，拌一道凉菜，

古人云，"谁谓荼苦，其甘如荠"。

初夏，太阳变得越来越不含蓄了，

靡草受不了它热辣的目光，悄悄地退出了舞台，

麦穗在阳光下呼喊："我要喝水，我要长大！"

麦穗，为什么你要喝这么多水呀？

现在是最重要的灌浆时期，只有水分充足，我才能结出更饱满的果实。

## 节气说

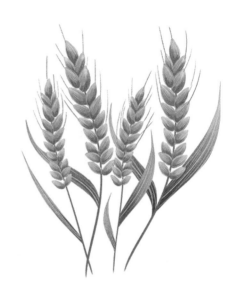

　　"小满小满，江河渐满"，小满节气期间，我国南方进入大幅降水的雨季，而此时北方的麦粒开始饱满，也有说小满与作物生长有关，是反映因气候变化而影响生物生长发育的节气。

 ## 诗词里的节气

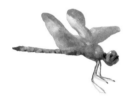

### 夏日田园杂兴·其一

[宋]范成大

梅子金黄杏子肥，麦花雪白菜花稀。

日长篱落无人过，惟有蜻蜓蛱蝶飞。

 ## 节气习俗

### 吃苦菜

　　吃苦菜是小满节气独特的饮食习俗。苦菜是我国古人最早食用的野菜之一。"苦"在中华文化中有特殊的寓意，与生命坚韧持久的特性有关，比如我们常以"吃苦耐劳"形容人的坚韧品质。

## 食物伙伴帮帮忙

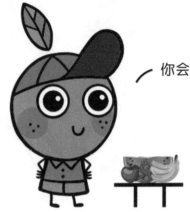

你会选择哪一种水果来代表火热的小满节气呢?

外形像一团火焰的火龙果!

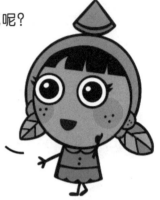

## 食物知多少

　　我是一颗火龙果,我的外形像一团火焰,外皮像龙的鳞片,因此而得名。

　　我和仙人掌一样喜欢酷热的环境。我生长在水分较少,阳光充足的环境中,因此在我的体内积累了很多糖分,吃起来味道甜甜的。

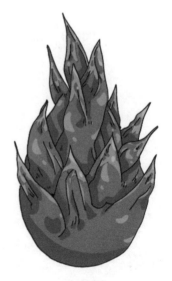

火龙果

## 营养档案

**姓名：火龙果**

**特点：天性寒凉**

- 热量：50 千卡
- 脂肪：0.3 克
- 蛋白质：1.4 克
- 膳食纤维：1.9 克
- 维生素 C：7 毫克
- 硒：3.36 毫克

— 以 100 克为例 —

我们的果肉有白色也有红色。你在吃红心火龙果时要注意，我的汁液滴落在衣服上很难清洗，于是人们用我做出了一种天然染料。

在我的身体内那些密密麻麻的黑色小颗粒其实是种子。动物以我的果实为食物的同时，也能帮我们把播种子撒到远方。

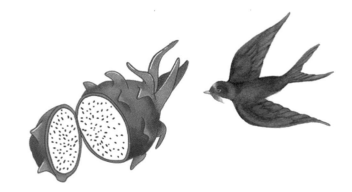

 **想—想**

蜡染和扎染是我国的非物质文化遗产，你知道它们在制作过程中可以用哪些染料来染色吗？

_____

_____

_____

# 第九节　芒种：收麦种谷

天气闷闷的，

螳螂妈妈趴在树枝上一动不动，

静静地等待着，它的宝宝要破壳而出了。

伯劳鸟又找到一处宽敞静谧的树荫，高兴地唱起了歌，

夏日里拥有一份凉意是多么值得庆祝的事情啊！

多嘴的反舌鸟却沉默不语，它有什么心事呢？

这些细刺叫芒，芒种的芒指的就是长有细刺的有芒作物。

哇！好多麦子呀！麦穗上面怎么有这么多的细刺呢？

## 节气说

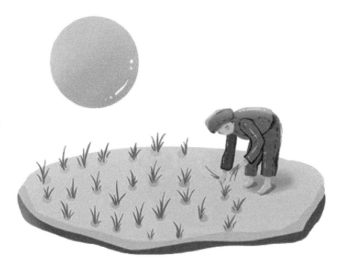

芒种时节气温显著升高，雨量充沛，是适宜谷类作物耕种的节令。芒种是一个农事忙碌的节气，民间也称其为"忙种"。

## 诗词里的节气

### 梅雨五绝·乙酉甲申雷雨惊

[宋]范成大

乙酉甲申雷雨惊，乘除却贺芒种晴。
插秧先插蚤籼稻，少忍数旬蒸米成。

## 节气习俗

### 煮青梅

在我国南方地区，有芒种煮青梅的习俗。芒种正是梅子成熟的季节，但新鲜梅子大多味道酸涩，难以直接入口，需加工后方可食用，这种加工过程便是煮梅。三国时期便有"青梅煮酒论英雄"的典故。

## 食物伙伴帮帮忙

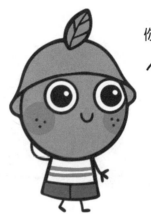

你知道古代的"六月柿"是什么吗？

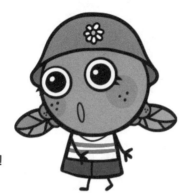

嗯，让我想一下……
是芒种时节收获的西红柿吧！

## 食物知多少

我是西红柿，我的果实又大又红，汁水也是红色的。因为颜色鲜艳、酸甜可口而深受人们喜爱。最初，我生活在遥远的秘鲁森林，渐渐地，我被人们带到世界各地。当我漂洋过海来到中国后，人们给我起名为"番茄"。

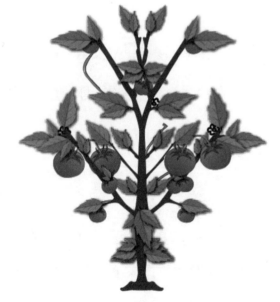

番茄

## 营养档案

姓名：番　茄

特点：酸甜可口

- 热量：15 千卡
- 碳水化合物：3.54 克
- 蛋白质：0.9 克
- 维生素 C：8 毫克
- 维生素 A：92 毫克
- 钾：191 毫克

— 以 100 克为例 —

由于体内含有丰富的浆汁，我成为了浆果家族的代表之一。浆果家族的成员还有葡萄、蓝莓、猕猴桃、石榴、树莓等等。

你们见到的多是我们果实的外观，但是你们知道果实内部的秘密吗？试着将我们横切开去观察吧！

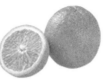

橙子

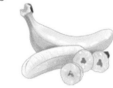

香蕉

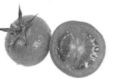

番茄

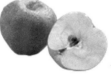

杨桃

苹果

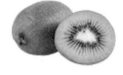

猕猴桃

## 想一想

"过了芒种，不可强种"，古人讲究应时而种，为什么现代社会人们对耕种时间的要求不那么严格呢？

_____

_____

_____

39

# 第十节　夏至：骤雨骤停

夏至，太阳照射在北回归线附近，至此而止，这是阳光直射点到达的地球最北端。

夏是天性解放的季节，雄鹿抖了抖身子，挣脱了角的束缚。

蝉不知疲倦地唱着歌，

半夏从土里探出了头，随着节奏一起摇摆。

你的鹿角怎么掉了？

就像小朋友换牙一样，
脱落是为了新的生长。

## 节气说

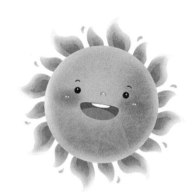

夏至的"至"是极的意思，这一天，太阳几乎直射北回归线，北半球白昼最长，到了极限，所以叫夏至。

## 诗词里的节气

### 夏日三首·其一

[宋] 张耒

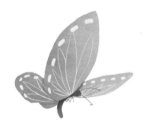

长夏村墟风日清，檐牙燕雀已生成。

蝶衣晒粉花枝舞，蛛网添丝屋角晴。

落落疏帘邀月影，嘈嘈虚枕纳溪声。

久斑两鬓如霜雪，直欲樵渔过此生。

## 节气习俗

### 夏至面

夏至日，人们把芒种收获的麦子磨成面粉做成新鲜的面条来庆祝丰收，这就是夏至面，面煮好后会过一遍凉白开，又称"过水面"。

41

**食物伙伴帮帮忙**

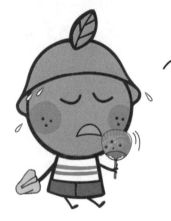

好热的天气！

吃块西瓜解解暑吧！
西瓜可是夏至必备的"解暑神器"。

 **食物知多少**

　　我是"知名演员"西瓜，我参演过很多影视剧，比如《西游记》《喜羊羊与灰太狼》《熊出没》……可见我有多受人们欢迎。

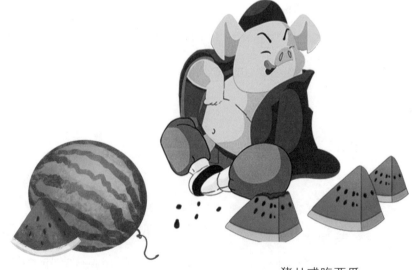

猪八戒吃西瓜

## 营养档案

姓名：西　　瓜

特点：甜美多汁

- 热量：34 千卡
- 钠：2.3 毫克
- 碳水化合物：8.1 克
- 蛋白质：0.5 克
- 铁：0.2 毫克
- 维生素 A：180 毫克

— 以 100 克为例 —

你吃西瓜时会吐籽吗？西瓜籽就是我的种子，为了方便食用，科学家们利用杂交方式创造了无籽西瓜。你知道是怎么做到的吗？

科学家利用两种植物激素，让我的遗传物质加倍，这样培育出了又大又甜的西瓜。科学家再用这种西瓜和正常西瓜杂交，就得到了无籽西瓜。

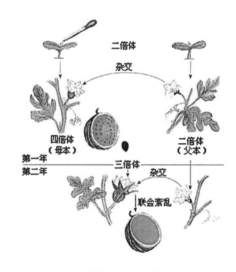

无籽西瓜杂交图

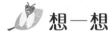 想一想

为什么新疆产的西瓜特别甜？

_____

_____

_____

# 第十一节 小暑：蒸炊时节

天地像个大蒸笼，蒸煮着万物，

但它还嫌不够热，用暖风又扇起了阵阵热浪。

树叶耷拉着，为彼此遮挡着阳光，

蟋蟀离开田野，到庭院的墙角下纳凉。

苍鹰飞到清凉的高空去透透气，

鸣虫酝酿了一整天，在月光下尽情歌唱。

多么惬意的午后呀，
我们一起来唱歌吧！

太困了，我还是喜欢在晚上唱。

## 节气说

小暑是指天气开始变得炎热，但还没到最热的时候。

小暑时节，大地上似乎再没有一丝凉意，风中都带着热浪。

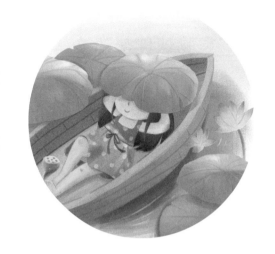

## 诗词里的节气

### 纳凉

[宋] 秦观

携扙来追柳外凉，画桥南畔倚胡床。

月明船笛参差起，风定池莲自在香。

## 节气习俗

### 食新

据说"食新"就是"食辛"。人们一般买少量新米与老米同煮，佐以新上市的蔬菜等作为食材，故有"小暑吃黍，大暑吃谷"之说。

## 食物伙伴帮帮忙

为什么小暑时人们喜欢吃黄瓜呢?

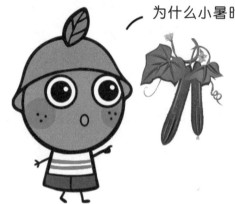

因为黄瓜口感清爽。

## 食物知多少

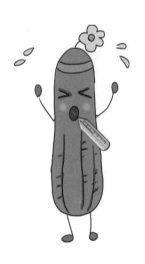

我头戴小黄花,身披绿长衫,看起来活泼火辣,其实我的内心是很冷静的。据说,我的内部体温要比表面体温低,能给人带去清凉。你能帮我验证一下吗?

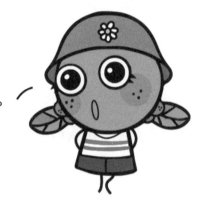

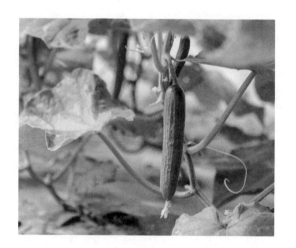

黄瓜

## 营养档案

**姓名：黄 瓜**
**特点：清脆水嫩**

- 热量：15 千卡
- 脂肪：0.2 克
- 胡萝卜素：90 毫克
- 碳水化合物：2.9 克
- 蛋白质：0.8 克
- 维生素 A：15 毫克

— 以 100 克为例 —

我叫黄瓜，很多人都质疑我名不符实，认为我应该叫绿瓜，其实，我成熟的时候就会变成黄色，并没有骗你们哟！人们一般吃的是脆嫩的绿色黄瓜。我身上有很多小刺，它们有什么用呢？夏天的时候，这些小刺会避免叶片和果实表皮的大面积接触，保持通气。

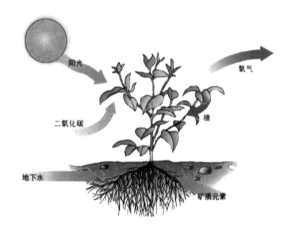

植物蒸腾作用

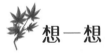 **想一想**

你知道还有哪些跟我一样"名不符实"的蔬菜？

_____

_____

_____

# 第十二节　大暑：炎热至极

盛夏，万物奋发生长。

乌云是个任性的孩子，不时地变出倾盆大雨。

空气湿答答的，抓起一把泥土，仿佛能攥出水来。

雨后，萤火虫点亮一盏盏小灯，装点着静谧的夏夜。

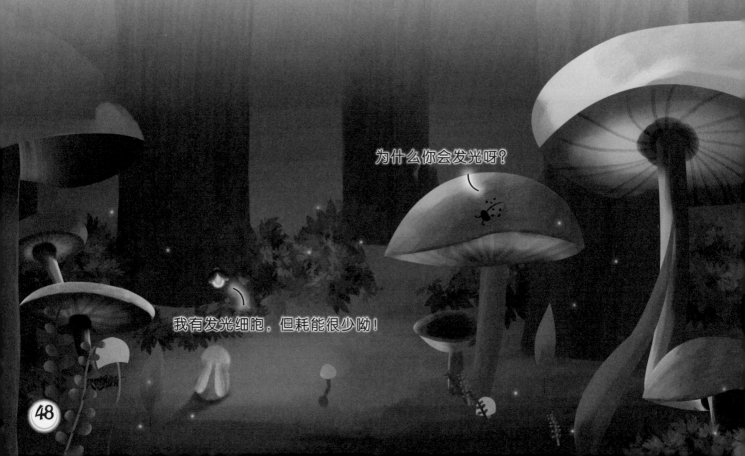

为什么你会发光呀？

我有发光细胞，但耗能很少呦！

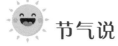 节气说

　　大暑，指炎热之极。

　　大暑相对小暑更加炎热，是一年中最热的时节。

 诗词里的节气

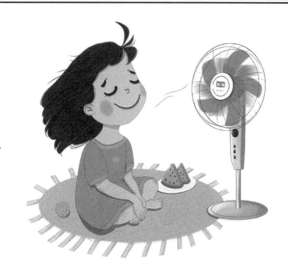

## 大暑

[宋] 曾几

赤 日 几 时 过， 清 风 无 处 寻。

经 书 聊 枕 籍， 瓜 李 漫 浮 沉。

兰 若 静 复 静， 茅 茨 深 又 深。

炎 蒸 乃 如 许， 那 更 惜 分 阴。

 节气习俗

## 吃凤梨

　　大暑期间，我国台湾地区有吃凤梨的习俗，当地人认为这时候的凤梨最好吃。在闽南语中凤梨的发音和"旺来"相同，所以凤梨也被用于祈求平安吉祥、生意兴隆。

**食物伙伴帮帮忙**

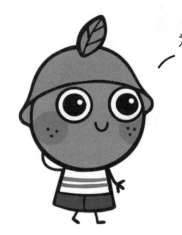

为什么有些地方习惯在大暑时吃凤梨?

凤梨能消暑,帮助消化,还寓意着好运。

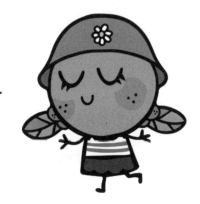

 **食物知多少**

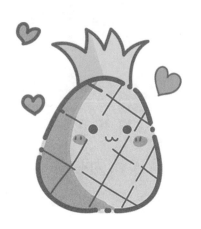

我是凤梨,古人把我的皮叫作露兜子,是一种中药材。中医认为我有消痰、补脾胃、解暑、利尿等效果。

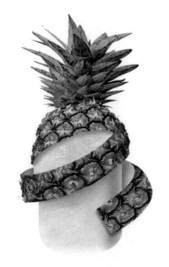

凤梨皮:中药露兜子

## 营养档案

姓名：凤　　梨
特点：酸甜可口

- 蛋白质：0.4 克
- 脂肪：0.3 克
- 膳食纤维：0.4 克
- 碳水化合物：9 克
- 钙：18 毫克
- 维生素 C：24 毫克

—— 以 100 克为例 ——

虽然我的味道酸甜可口，但是吃的时候一定要注意，我的体内有一种蛋白酶，直接接触容易让人不舒服。建议你切我的时候戴上手套，吃之前，需要对果肉稍加处理。

我的果实按颜色可以分为三部分：下面是绿色的"裙摆"，中间是黄色的"衣衫"，头顶是绿色的"皇冠"。大自然赋予了我的"皇冠"神秘的"法力"——从"皇冠"上可以长出新的凤梨。

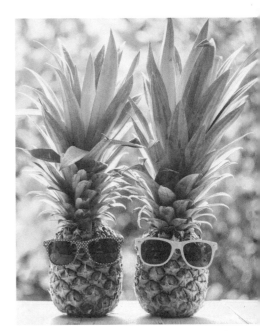

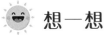 **想一想**

大暑时节天气炎热，你知道有哪些健康消暑的方法吗？

_____

_____

_____

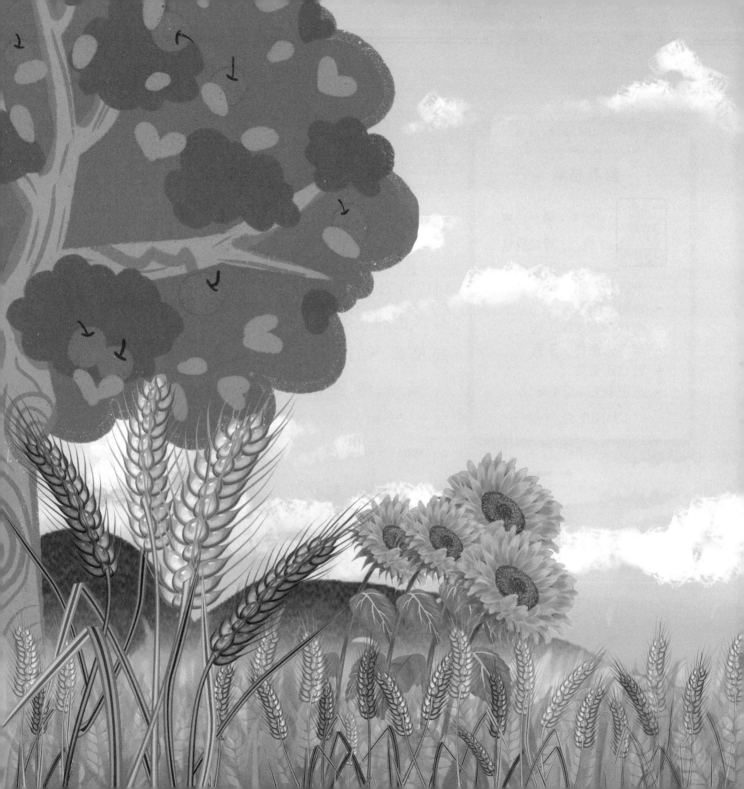

# 五谷丰登的秋天

啊！秋天真美，多彩的季节！

苹果听了，羞红了脸，不说话了；

谷子听了，低下了头，也沉默着；

向日葵听了，头抬得更高了；

南瓜听了，从藤蔓上，滚下来了；

土豆听了，把自己埋得更深了。

# 第十三节　立秋：风清气爽

秋姑娘穿着轻盈的长衫，乘着清爽的秋风翩然而至。

清晨的露珠爬上了青草尖儿，微风吹过，颤颤巍巍，

远看雾岚层层涌起，白茫茫一片，

秋蝉声声低语，不舍别离。

松鼠，你怎么收集了
这么多粮食呢？

天气凉了，为了抵御寒冷，
身体消耗的能量也越来越多了，
要趁着食物充足的时候赶快储存起来。

## 节气说

立秋，意味着秋季的到来。

立秋后，作物会结籽，动物开始换毛准备过冬。

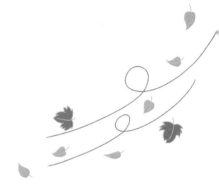

## 诗词里的节气

### 新秋

[唐]齐己

始 惊 三 伏 尽 ， 又 遇 立 秋 时 。

露 彩 朝 还 冷 ， 云 峰 晚 更 奇 。

垄 香 禾 半 熟 ， 原 迥 草 微 衰 。

幸 好 清 光 里 ， 安 仁 谩 起 悲 。

## 节气习俗

### 贴秋膘

由于夏季炎热会影响人们的食欲，而使人消瘦，因此有立秋这天进补的习俗。人们通常会选择吃肉，意在象征着"以肉补膘"，这就是所谓的"贴秋膘"。

## 食物伙伴帮帮忙

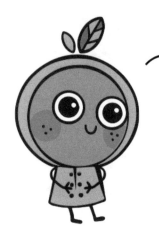

立秋了，小动物们都在储备粮食准备过冬，我们的身体该储备点什么呢？

既能补充淀粉，又能补充维生素，土豆是一个不错的选择！

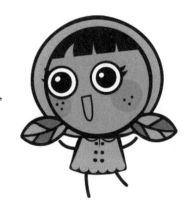

## 食物知多少

我叫土豆，我还有许多别的名字，如洋芋、马铃薯等，常见的土豆只是我身体的一部分（块茎），其实，左图的样子才是我的本来面目。

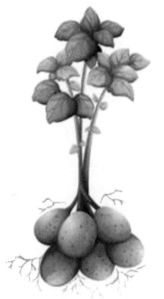

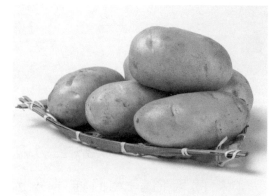

## 营养档案

姓名：土　　豆
特点：产　量　大

- 热量：76 千卡
- 蛋白质：2 克
- 脂肪：0.2 克
- 碳水化合物：17.2 克
- 维生素 C：16 毫克
- 磷：40 毫克
- 钾：342 毫克
　— 以 100 克为例 —

你知道我是怎么繁殖下一代的吗？我可学会了孙悟空的分身术呢！

我的块茎上长出了许多"分身"（土豆芽），每一个"分身"都可以长成一棵完整的土豆，这就是最简单的克隆。

我要特别提醒大家，当我们长出"分身"的时候，就一定不能吃了，这时候的我是有毒的！

### 马铃薯可以用块茎繁殖后代

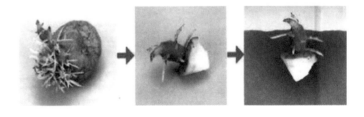

**想一想**

土豆和山药有什么不同？

_____

_____

_____

# 第十四节　处暑：禾谷乃登

秋高气爽，苍鹰在空中盘旋，通知大家化装舞会开始了。

动物和植物都身着盛装，

金灿灿的谷子随风摇曳，演奏着乐章，

黄澄澄的玉米婀娜多姿，欢快地舞蹈。

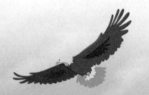

因为夏天的雨给空气洗了澡，所以到了秋天，
天空变得干净了，看上去也就更高、更蓝了！

秋天的天空看起来好高呀！

## 节气说

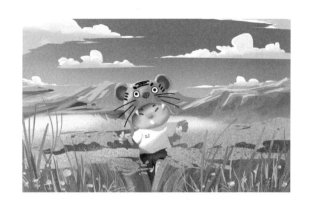

处暑，即为"出暑"，炎热离开的意思，这时三伏已近尾声，初秋的炎热即将结束。

## 诗词里的节气

### 悯农二首·其一

[唐] 李绅

春 种 一 粒 粟 ， 秋 收 万 颗 子 。

四 海 无 闲 田 ， 农 夫 犹 饿 死 。

## 节气习俗

### 开渔节

对于沿海的渔民来说，处暑以后是渔业收获的时节，因为这时海域水温依然偏高，鱼群仍然会停留在近岸海域，鱼虾贝类发育成熟。沿海地区每年这个时候都会举办开渔节。

## 食物伙伴帮帮忙

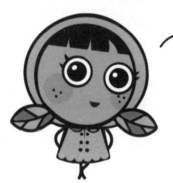

"禾乃登"指古时候农民向天子进献新收获的粮食，你能说出几种粮食呢?

米饭、馒头、面条……哦，还有玉米!

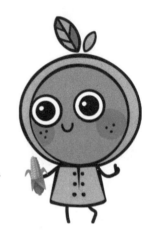

## 食物知多少

我是一颗玉米粒。我的全身都是宝，胚芽是其中的精华，胚乳里含有大量的淀粉，为生长提供营养和能量。

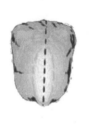

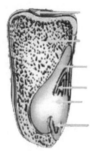

种皮与果皮
胚乳
子叶
胚芽
胚轴
胚根

胚

玉米结构图

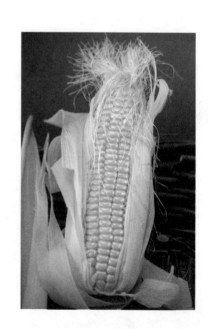

## 营养档案

姓名：玉　米

特点：浑身是宝

- 钾：262 毫克
- 蛋白质：8.7 克
- 钙：10 毫克
- 维生素 $B_1$：0.27 毫克

— 以 100 克为例 —

我既是种子，又是果实。你见过五彩的玉米吗？我们家有很多兄弟姐妹，我们都生活在一个圆柱形的"建筑"上，但我们彼此的基因不同。

我们有很大的本领！你知道有哪些吗？

能源化　　　　　　基料化

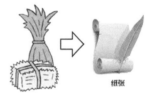

原料化

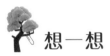

## 想一想

你能解释黏玉米为什么黏吗？

_____

_____

_____

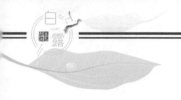

# 第十五节　白露：玉露生凉

阵阵凉风给秋天的清晨披上神秘的面纱，

小草的头顶上汇集着晶莹的露珠，

鸿雁来不及欣赏，就早早远航，

留鸟们忙忙碌碌，为漫长的冬日积蓄干粮。

白露的清晨多美呀！
你为什么着急走呀？

天气马上变冷了，
我要去温暖的地方寻找更多的食物。

## 节气说

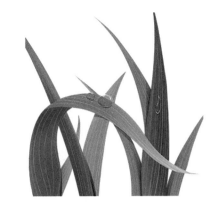

　　白露时节，白天的水汽蒸发快，傍晚的气温下降快，水汽遇冷凝结成细小的水滴，密集地附着于花草间，这就是"露"。

## 诗词里的节气

### 白露

[唐]杜甫

白露团甘子，清晨散马蹄。
圃开连石树，船渡入江溪。
凭几看鱼乐，回鞭急鸟栖。
渐知秋实美，幽径恐多蹊。

## 节气习俗

### 喝白露茶

　　南京人十分喜爱白露茶，白露时节的茶树经过夏季的酷热，正是生长的极好时期。白露茶既不像春茶那样鲜嫩，不经泡，也不像夏茶那样干涩味苦，而是具有一种独特的甘醇清香。

## 食物伙伴帮帮忙

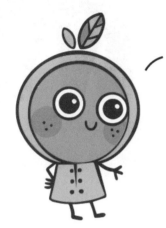

你知道橙子属于哪个植物家族吗?

橙子是无患子目芸香科柑橘属,这个家族有很多成员。

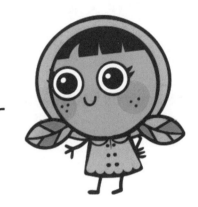

## 食物知多少

我们柑橘属是一个大家族,你认识我们吗?

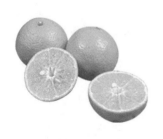
芦橘

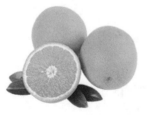
橙子

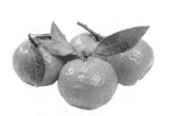
橘子

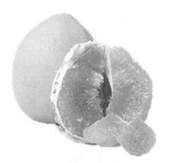
柚子

## 营养档案

姓名：橙　　子

特点：酸甜可口

- 热量：47 千卡
- 蛋白质：0.8 克
- 脂肪：0.2 克
- 碳水化合物：10.5 克
- 膳食纤维：0.6 克
- 维生素 C：33 毫克

— 以 100 克为例 —

柑、橘、橙、柚是大家熟悉的水果，虽然彼此长得很像，但有一些细微的区别，这是由各自的基因决定的。它们有着共同的祖先，依靠种子世代繁衍。后来，聪明的人类发明了杂交繁殖方式，把不同类型的柑橘属水果的优点集合在一起，创造了很多新的成员，你知道是怎么做到的吗？

柑橘属的花果都有香味，可以制作香水、护手霜等。果实的表面有植物蜡，可以保持水分，制作成面膜。

 +  = 　　 +  =

野生柚　　宽皮橘　　橙子　　　　橙子　　宽皮橘　　柑橘

 +  = 　　 +  =

橙子　　枸橼　　柠檬　　　　野生柚　　宽皮橘　　葡萄柚

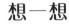
## 想一想

你知道"南橘北枳"是什么意思吗？它说明了一种什么现象？

_____

_____

_____

# 第十六节　秋分：秋丰之时

天空收起了雨点，为金秋的收获创造好天气。

小河放缓了脚步，细细欣赏这丰收的景象。

蟋蟀用细土将洞穴密密地封了起来，

悄悄地享受它们劳动的果实。

农民们擦去脸上的汗水，

身后收获的稻谷堆成了一座座小山。

你为什么封巢穴洞口呢？

天气越来越冷了，温暖的
地下可以让我们躲避寒冷。

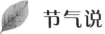

## 节气说

　　秋分是秋天的中分点，平分了秋季，因此而得名。

　　秋分过后，北半球开始昼短夜长，天气由热转凉。

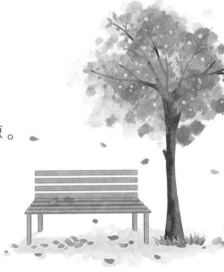

## 诗词里的节气

### 秋分前三日偶成

[宋]释文珦

秋 光 几 一 增 ， 在 候 已 无 雷 。

显 气 凝 为 露 ， 嘉 禾 秀 出 胎 。

燕 衔 余 暑 去 ， 虫 唤 嫩 寒 来 。

泡 影 非 能 久 ， 流 光 又 苦 催 。

## 节气习俗

### 粘雀子嘴

　　秋分这一天农民有休息的习俗，每家都要吃汤圆，而且还要煮一些不用包心的汤圆，用细竹叉扦着置于室外田边地坎，名曰粘雀子嘴，避免鸟雀来破坏庄稼。

## 食物伙伴帮帮忙

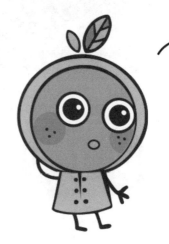

秋分早晚天气寒凉，
我们应该吃点什么来补充能量呢？

栗子含有较多的碳水化合物和蛋白质，
适合在秋季食用。

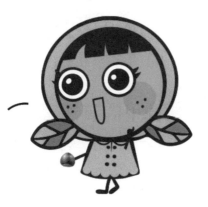

## 食物知多少

你见过完整的栗子吗？

其实这才是我——一个完整的栗子的果实。我的外衣是一件带刺的"铠甲"（果皮），帮我对付那些贪吃的家伙。成熟时的我会脱下"铠甲"，露出种子。

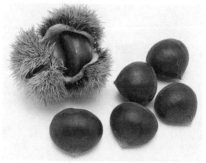

栗子

## 营养档案

**姓名：**板　　栗

**特点：**香软绵甜

- 热量：191 千卡
- 蛋白质：4.1 克
- 脂肪：1.2 克
- 维生素 C：24 毫克
- 钙：5 毫克
- 膳食纤维：2.1 克

— 以 100 克为例 —

很早以前，人类就开始种植栗子了，并且把栗子做成各种各样的美食，其中最有名的是糖炒栗子。栗子还有很多用途，你知道都有哪些吗？

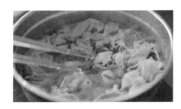

染料

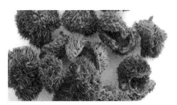

药材

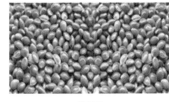

饲料

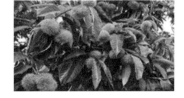

绿化

## 想一想

栗子是一种坚果，你还知道哪些坚果呢？

_____

_____

_____

# 第十七节　寒露：秋寒露重

秋寒露重，触指寒凉，踏秋归来，沾湿衣裳。

最后一行秋雁振翅南飞，鸟儿们隐藏了行迹。

只有蛤蜊在水边徜徉，秋风拂过，百花纷纷退场，

唯有菊花，傲然绽放。

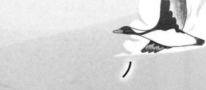

再见，明年春天我就会回来了。

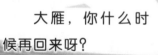

大雁，你什么时候再回来呀？

节气说

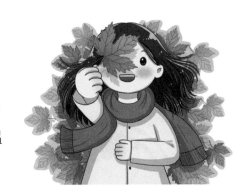

寒露是天气由凉爽向寒冷的转折。寒露后，日照减少，热气慢慢消散，寒气渐生，昼夜的温差变大。

 诗词里的节气

## 咏廿四气诗·寒露九月节

[唐] 元稹

寒露惊秋晚，朝看菊渐黄。
千家风扫叶，万里雁随阳。
化蛤悲群鸟，收田畏早霜。
因知松柏志，冬夏色苍苍。

 节气习俗

### 赏菊

菊花在古代即被视为"候时之草"，是生命力的象征。菊花是寒露节气的代表性花卉。古人常在寒露赏菊、饮酒，以表达对菊花的喜爱。

## 食物伙伴帮帮忙

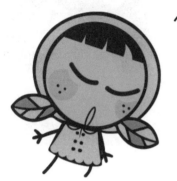

你知道"菊有黄华"是什么意思吗?

"菊有黄华"是寒露三候之一。

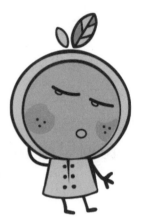

 ## 食物知多少

我是菊花，人们称我为"花中的隐士"。当百花争艳的时候，我安静地欣赏，等到秋寒露重时，我独自登场。我的祖先最早生长在中国的土地上，后来被带到世界各地。

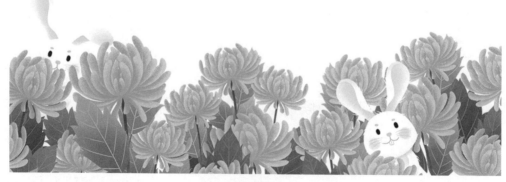

种植菊花

**营养档案**

姓名：菊　花

特点：清　香

- 门：被子植物门
- 纲：双子叶植物纲
- 目：桔梗目
- 科：菊科
- 属：菊属
- 种：菊花

我被赋予了气韵高洁的品质，所以中国很多城市以我为市花，如北京、开封、太原、湘潭、南通、芜湖、中山、德州。

除作为观赏花卉外，我还有很多用途。我的体内含有多种氨基酸、维生素及微量元素，可作为中药、香料、茶饮、烹饪食材。

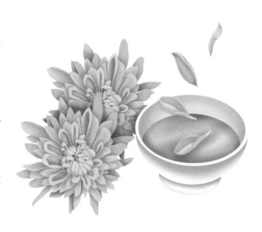

菊花茶

💧 **想一想**

你能从色、香、味这几个方面描述菊花吗？

_____

_____

_____

# 第十八节　霜降：寒霜时降

寒霜降临大地，提醒大家抵御寒冷。

杨树褪去树叶，积蓄营养和能量，

小草偷偷撒下种子，孕育来年的新生。

豺妈妈忙着收集食物，准备过冬。

嘘！小虫子们在地下睡着了，做着甜甜的梦……

杨树，你是怎么过冬的呢？

我脱下叶子，降低身体里的水分和消耗，这样就不容易被冻坏了。

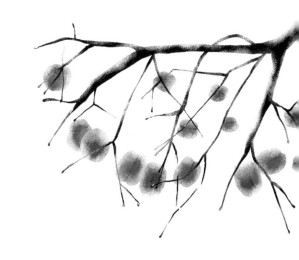

## 节气说

霜降时节，植物渐渐失去生机，大地一片萧索。霜降不是表示"降霜"，而是表示气温骤降、昼夜温差增大。

## 诗词里的节气

### 迎霜降

[明]何景明

烈风扬云旗，鼓角悲广路。
庭前玉树枝，昨夜微霜度。
幽人蹑葛屦，出户履寒素。
胡当戒坚冰，及此岁将暮。

## 节气习俗

### 吃柿子

柿子一般在霜降前后成熟。在南方一些地区，霜降时节习惯吃红柿子，人们认为这样不但可以御寒保暖，还能滋补筋骨。

## 食物伙伴帮帮忙

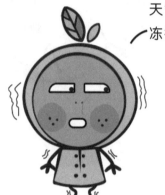

天气真是太冷了，
冻得我鼻涕都流出来了。

吃点柿子吧！
俗话说"霜降吃丁柿，不会流鼻涕"。

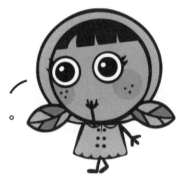

## 食物知多少

你知道表达"事事如意"的水果是什么吗？那就是我——柿子。

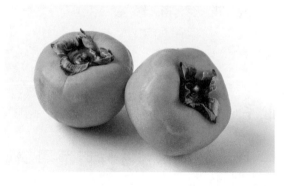

柿子

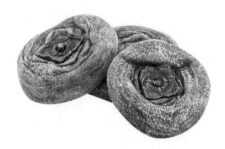

柿饼

## 营养档案

姓名：柿　子

特点：甜　蜜

- 热量：71千卡
- 蛋白质：0.4克
- 维生素 A：20 毫克
- 维生素 C：30 毫克
- 钙：9 毫克
- 碳水化合物：17.1克
- 铁：0.2 毫克

— 以 100 克为例 —

　　我还没有成熟时，味道是涩涩的，成熟后，就变得甜甜蜜蜜了。我的体内含有大量糖分，你吃柿饼的时候，会发现我的外面裹着一层白霜，这里面就有糖的成分。虽然我的味道很好，但不能吃太多哟！

　　我的生长离不开一个重要的朋友——黑枣树，我们并不是生来就在一起的，而是通过嫁接的方式组合完成的，这样我就能有更高的产量。你知道我们是怎么嫁接的吗？

## 想一想

你知道柿子上的白霜是怎么形成的吗？

_____

_____

_____

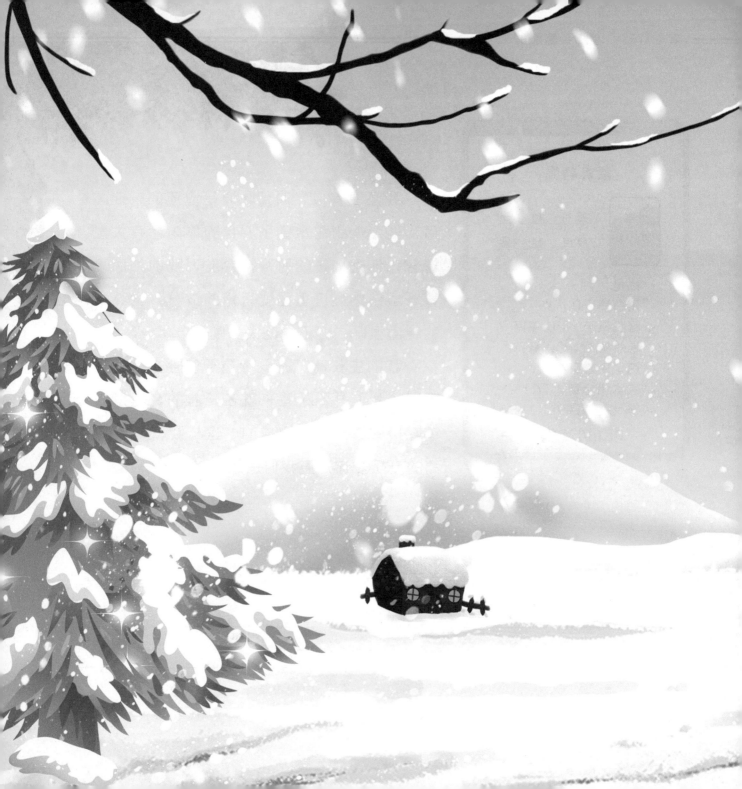

# 白雪皑皑的冬天

当寒风吹响号角，冬天伴着雪花来到。

松柏披上了铠甲，苍翠中更添妖娆；

冰花爬满了玻璃，房屋如同银色城堡；

小鸟收起了翅膀，雪人张开了怀抱。

小朋友欢快的心情，追着那雪花在飘……

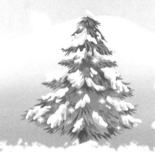

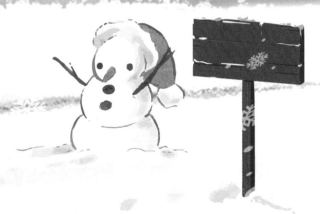

# 第十九节　立冬：冬令正始

冬天的世界，不知不觉间褪去了斑斓的颜色，

河面会在夜里悄悄地结一层薄薄的冰，大地也会随着寒冷渐渐地变得僵硬。

草木凋零，动物蛰伏，世间万物都不再活跃，而是小心地将自身的生机深藏，静静地等待着来年春天再重新焕发活力。

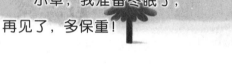

小草，我准备冬眠了，再见了，多保重！

大树，我也会好好保护自己，等到明年春暖花开的时候再见啦！

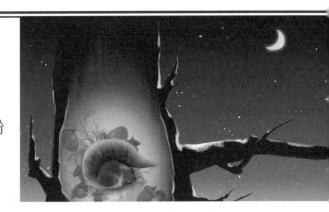

 **节气说**

　　立冬代表着冬季的开始，万物纷纷用自己的方法抵御寒冷。

 **诗词里的节气**

### 立冬日作

[宋]陆游

室 小 才 容 膝 ， 墙 低 仅 及 肩 。

方 过 授 衣 月 ， 又 遇 始 裘 天 。

寸 积 篝 炉 炭 ， 铢 称 布 被 绵 。

平 生 师 陋 巷 ， 随 处 一 欣 然 。

 **节气习俗**

### 吃饺子

　　北方有句谚语"立冬不端饺子碗，冻掉耳朵没人管"。饺子源于"交子之时"之说，立冬是秋与冬相交的日子，过年是两岁相交，因此人们在"交子之时"吃饺子。

**食物伙伴帮帮忙**

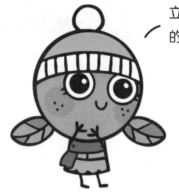

立冬到了，天气更加冷了，你有什么避寒的好方法吗？

据《饮膳正要》记载，冬天应该多吃些热性的食物来抵御寒冷，其中，花生就是一个不错的选择。

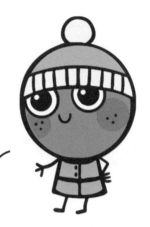

 **食物知多少**

　　我是一枚花生，长着粗糙的果皮（花生皮）和肥硕的种子（花生仁）。我是花生这种植物的果实，也是少有的结在地下的果实。其实，当我还是一朵花的时候，我和其他的花朵一样，也是美美地开在地上的。只是当我完成授粉之后，我的花柄会越长越长，并一步步地把我推进了泥土当中。然后我就在泥土中一点点地长大。很多人都认为我是因为花落在地面上才出生的，因此我也被称为"落花生"。这是不是很神奇？小朋友，你还知道其他在地下结果实的植物吗？

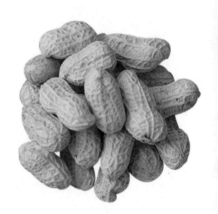

落花生

## 营养档案

姓名：花　　生

特点：营养丰富

- 热量：298 千卡
- 蛋白质：12.1 克
- 脂肪：25.4 克
- 碳水化合物：5.2 克
- 膳食纤维：7.7 克
- 维生素 C：14 毫克

— 以 100 克为例 —

我的种子叫"花生仁"，里边含有大量的脂肪（油脂）和蛋白质，是一种非常美味的食材。因为人们喜欢将我种子内的油脂分离出来，作为烹饪食物的食用油（花生油），所以我和其他种子中富含油脂的农作物也被称为"油料作物"。

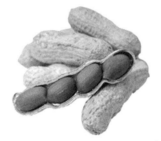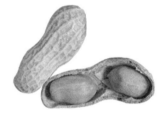

剥开的花生

## ✿ 想一想

你还知道哪些能够被用来榨油的油料作物呢？

_____

_____

_____

# 第二十节　小雪：天寒将雪

或许是嫌冬天的生活太单调，

小雪在原野上铺开了洁白的纸。

一枚枚精巧的"竹叶"跃然其上，

"竹叶"若隐若现，

这是山鸡觅食时的无心涂鸦，

雪兔、山猫、小鹿……都纷纷效仿起来。

小兔，你的脚印真特别，前脚的脚印像朵小花，后脚的脚印却是长条形的。

小鹿，你的脚印也很特别。当你慢慢地走路时，每只脚印下的都是两个并在一起的长条，而当你快速奔跑起来时，两个长条就变成彼此分开的了。

## ❄ 节气说

立冬过后，天气逐渐转冷，之前的降雨也悄然变成了"雪花"的形式。由于此时的天气还不是特别寒冷，降雪量也不是特别大，因此这个节气被称为"小雪"。

## ❄ 诗词里的节气

### 初冬夜饮

[唐]杜牧

淮阳多病偶求欢，客袖侵霜与烛盘。
砌下梨花一堆雪，明年谁此凭栏杆。

## ❄ 节气习俗

### 吃腊肉

民间有"冬腊风腌，蓄以御冬"的习俗。小雪节气后气温急剧下降，天气变得干燥，是加工腊肉的好时机。此时人们开始动手制作香肠、腊肉，把多余的肉类用传统方法储备起来，等到春节时正好享用美食。

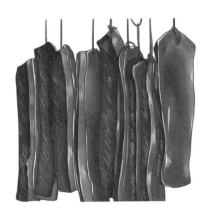

## ❄ 食物伙伴帮帮忙

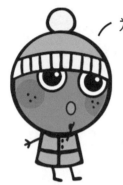

为什么很多人都说"冬天要多吃萝卜"？

白萝卜又名"小人参"，营养非常丰富，寒冷的冬天吃萝卜可以很好地滋补身体。

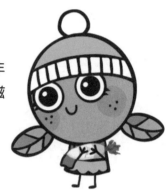

## ❄ 食物知多少

　　如果你见过一个白白胖胖、头顶着一簇绿色"头发"的蔬菜，那就是我——白萝卜。你也许说，不对，萝卜不都是红色的吗？还真不一定。我的颜色既可以是白色的（白萝卜），也可以是红色的（红萝卜），甚至可以是绿色的（青萝卜）。不过我要提醒你的是，胡萝卜的叶子形状和自身气味都与我差别很大，所以虽然它的名字里也包含"萝卜"两个字，却不是萝卜。

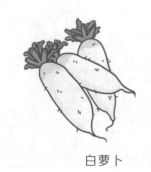

白萝卜

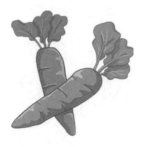

胡萝卜

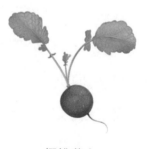

樱桃萝卜

红心萝卜

**营养档案**

姓名：白萝卜
特点：易种植

- 热量：21千卡
- 蛋白质：0.9克
- 碳水化合物：5克
- 膳食纤维：1克
- 维生素 C：21毫克
- 钙：36毫克

— 以100克为例 —

你有没有发现，我的身体除了靠近叶子的一小段是绿色的，其他部分都是白色的？这是为什么呢？因为我身体大部分都生长在地下，因见不到阳光而无法合成叶绿素，所以才是白色的；而靠近叶子那一段因为露在地面上，可以见到阳光并合成叶绿素，因此才是绿色的。

你知道吗？胡萝卜和我其实并不是"一家人"。我和水果萝卜、樱桃萝卜、红心萝卜，都是十字花科萝卜属的植物。而胡萝卜则是伞形科胡萝卜属的植物。

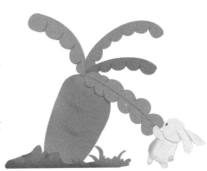

❄ **想一想**

冬天到了，动物们都是怎么储存食物的呢？

_____

_____

_____

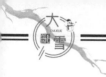

# 第二十一节　大雪：似玉时节

北风呼啸，大雪飘飘，天地间一派银装素裹。

房屋、树木都披上了洁白的"铠甲"，小麦也盖上了厚厚的"棉被"。

此时大雁早已飞到了南方；

小松鼠躲在家中，开心地啃食着自己秋季储存的粮食；

壮硕的黑熊却停止了一切活动，躺在家中呼呼大睡，

要依靠自身厚厚的脂肪度过这个冬天。

不客气，这是我的荣幸。

白雪，谢谢你，又来帮我补水、除虫了。

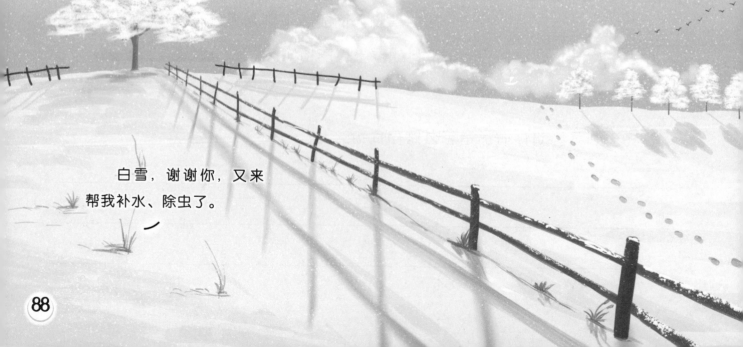

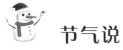

## 节气说

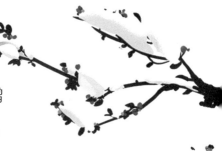

大雪节气，意味着天气越来越冷，降水量渐渐增多。大雪节气最常见的天气有大风降温、下雨或下雪。

## 诗词里的节气

### 逢雪宿芙蓉山主人

[唐]刘长卿

日暮苍山远，天寒白屋贫。

柴门闻犬吠，风雪夜归人。

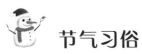

## 节气习俗

### 兑*糖儿

过去，在大雪节气前后，街头就会有糖儿客（小商贩）一边敲打糖刀一边吆喝着卖糖（作坊用麦芽糖做成的饴糖），孩子们用捡来的废旧物品来换糖吃，兑糖儿的场面非常热闹欢愉。

*"换"的意思。

89

**食物伙伴帮帮忙**

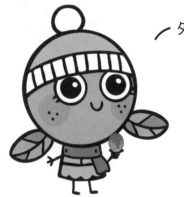

外面白茫茫一片，在家里吃几颗红枣吧！

好的，红枣营养丰富。大雪时，人们会用干红枣、核桃、花蜜等食材制作红枣糕。

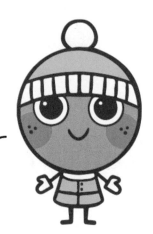

 **食物知多少**

　　我是红枣，我的花虽然很小且是黄绿色的，一点也不起眼，但是它的气味很香且还有甜甜的花蜜。因此每当我开花的时候，都会有大量的蜜蜂过来采蜜。在这个过程中，蜜蜂得到了食物，我完成了传粉，而养蜂人也得到了宝贵的枣花蜜。

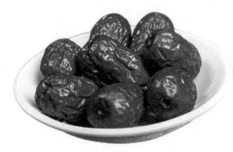

红枣

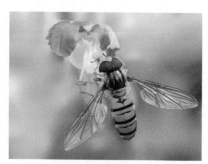

蜜蜂传粉

## 营养档案

**姓名：红　　枣**

**特点：营养美味**

- 热量：139 千卡
- 蛋白质：1.4 克
- 膳食纤维：2.4 克
- 钙：16 毫克
- 铁：0.7 毫克
- 维生素 C：297 毫克

— 以 100 克为例 —

"枣尚好（早上好）！"你们每天早晨都在夸我吗？嘻嘻，怪不好意思的！

很早以前我就在中国的大地上生长了。我营养丰富，我的果实不仅颜值很高、味道甜美，而且营养丰富。它既可以被生食，也可以被磨成粉制作成主食。因此，人们把我、柿子和板栗合称为"三大木本粮食"。

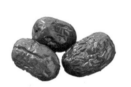

红枣

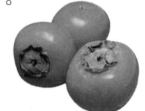

柿子

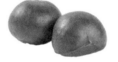

板栗

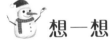

## 想一想

你知道雪花是什么形状的吗？来画一画吧！

# 第二十二节　冬至：数九寒天

冬天的太阳，起得一天比一天晚，

直到有一天晚到了极点。

然后，白天开始慢慢变长，

最寒冷的天气却蕴含着希望。

蛰虫们睡得依旧深沉，

梦乡里是否已在纵情歌唱？

雄鹿们脱落了旧的犄角，

再生的新角将更加强壮！

因为这天我的直射点在南回归线之上，我照在南半球的阳光最多，照在北半球的阳光最少，因此这天北半球的白昼最短，黑夜最长。

为什么冬至日白天最短？

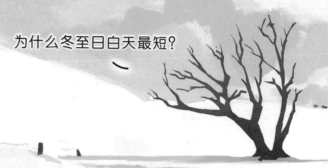

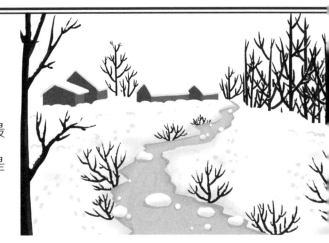

 **节气说**

　　冬至这一天，北半球的太阳高度最低，白昼时间最短。冬至处于岁末，是我国传统文化中非常重要的节日。

 **诗词里的节气**

### 冬至日独游吉祥寺

［宋］苏轼

井底微阳回未回，萧萧寒雨湿枯荄。
何人更似苏夫子，不是花时肯独来。

 **节气习俗**

### 九九消寒

　　从冬至日进入"一九"开始，一直到"九九"，被称为"九九消寒"。明代有"画九"的习俗，首先画一幅有九朵梅花的素梅，每朵梅花九个花瓣，然后从冬至日这天起，每过一天就为一个花瓣涂上颜色，涂完一朵梅花就过了一个"九"，涂完九朵，冬天就过完了。

**食物伙伴帮帮忙**

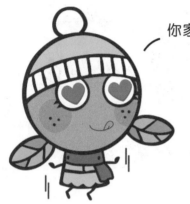

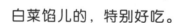
你家冬至吃了什么馅儿的饺子?

白菜馅儿的,特别好吃。

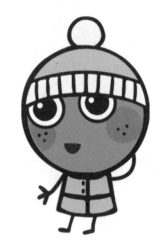

 **食物知多少**

  我是一颗大白菜,俗话说"百菜不如白菜",我营养好、耐储存,是北方冬季餐桌上的"宠儿",人们又称我为"百菜王"。

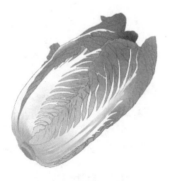

白菜

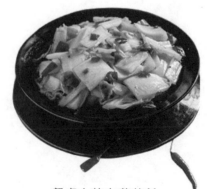

餐桌上的白菜佳肴

营养档案

姓名：白　　菜

特点：百菜之王

- 热量：17 千卡
- 蛋白质：1.5 克
- 碳水化合物：3.2 克
- 脂肪：0.1 克
- 膳食纤维：3.2 克
- 维生素 A；20 毫克
- 胡萝卜素：120 毫克

— 以 100 克为例 —

我可是土生土长的中国菜，很早以前人们就培育出了我，还给我起了一个风雅的名字叫"菘菜"。

我白白嫩嫩的，从里到外包裹着一层层的叶子，越往外叶子越结实。叶子是我的"铠甲"，用来抵御小虫子的进攻，保护最里面的嫩菜心。菜心主要是我的芽和嫩叶子，可以为我源源不断地产生新的叶子。

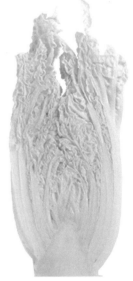

切开的白菜

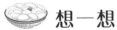 想一想

俗话说"头九初寒才是冬"，你知道什么是"数九"吗？

_____

_____

_____

# 第二十三节 小寒：天寒地冻

冬天已经来了，春天不再遥远。

鸿雁为向北迁徙做好了准备，

喜鹊登梅，雉鸟鸣啼，

万物沐浴着冬日的暖阳。

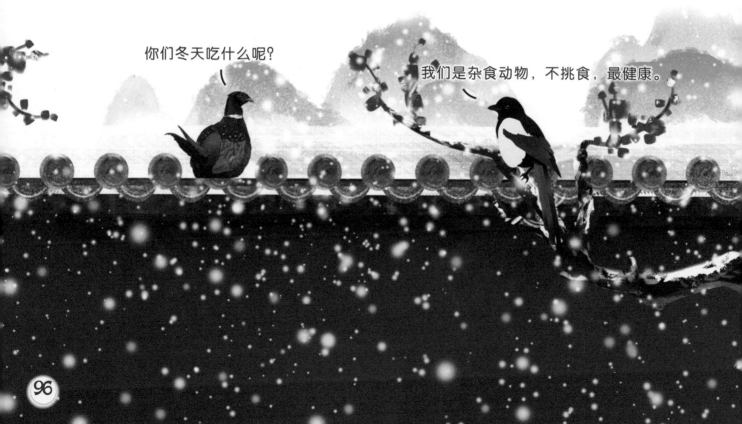

你们冬天吃什么呢？

我们是杂食动物，不挑食，最健康。

## 节气说

小寒指天气日渐寒冷但还没有达到极点。此时，我国大部分地区处于严寒时期，土壤冻结，河流封冻。

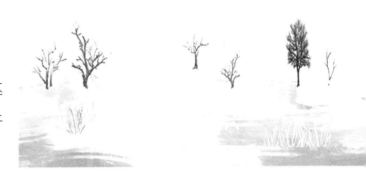

## 诗词里的节气

### 寒夜

[宋]杜耒

寒夜客来茶当酒，竹炉汤沸火初红。

寻常一样窗前月，才有梅花便不同。

## 节气习俗

### 吃糯米饭

广东地区有小寒早上吃糯米饭的习俗，为避免消化不良，一般用60%的糯米混合40%的香米，再把腊肉和腊肠切碎、炒熟，花生米炒熟，加一些碎葱白，拌入饭里食用。

## 食物伙伴帮帮忙

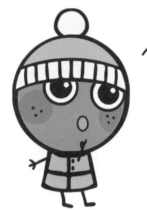

天这么冷，吃些什么好呢？

莲藕是很滋补的食物，
小寒吃莲藕很不错哟！

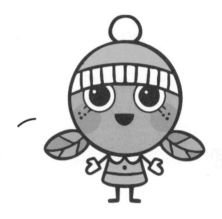

## 食物知多少

你想跟我"藕"遇吗？遇到我并不难，先来认识我吧。我是藕，生长在水下的泥土里，是莲科植物的地下茎。

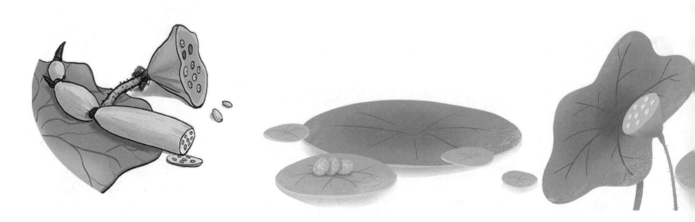

## 营养档案

姓名：莲 藕

特点：一节一节

- 热量：70 千卡
- 蛋白质：1.9 克
- 脂肪：0.2 克
- 碳水化合物：16.4 克
- 膳食纤维：1.2 克
- 维生素 C：44 毫克
- 钾：243 毫克

— 以 100 克为例 —

挖开莲下的泥土，我就会露出"庐山真面目"。我的形状像人的手臂，长长的，有很多节。我的身体里有很多圆圆的纵向空洞，是储存空气的气室。由于水下缺乏空气，气室为我们的呼吸提供了有力的保障。

你听说过"藕断丝连"吗？如果我不小心被折断了，在折断的地方能看到许多长长的细丝连在一起，这些"丝"其实是我用来输送营养的导管哟！

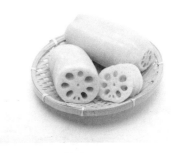

莲藕

 **想一想**

冬天到了，有些鸟留下了，有些鸟却已经飞走了，为什么呢？

_____

_____

_____

# 第二十四节　大寒：朔寒至极

严寒至极的时节，

鹰隼在空中盘旋，专注地寻找猎物。

冰面下潺潺流水，期待着冲破厚实坚硬的束缚，

迎接又一个春天的到来。

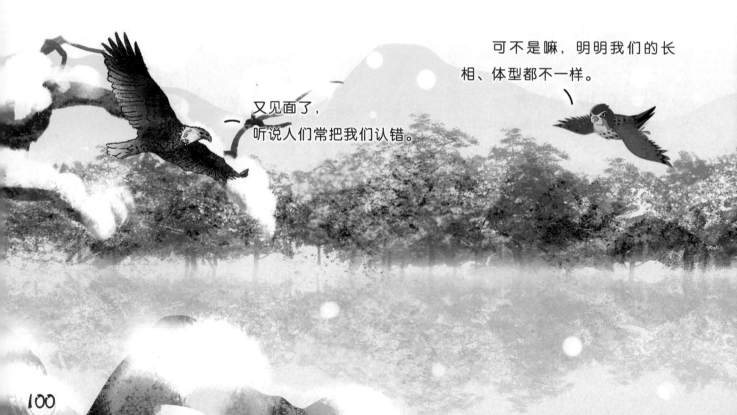

可不是嘛，明明我们的长相、体型都不一样。

又见面了，听说人们常把我们认错。

## 节气说

　　大寒是天气寒冷到极点的意思，也是农历年的最后阶段，物极必反，预示着春天即将到来。

## 诗词里的节气

### 观猎

[唐] 王维

风 劲 角 弓 鸣 ， 将 军 猎 渭 城 。

草 枯 鹰 眼 疾 ， 雪 尽 马 蹄 轻 。

忽 过 新 丰 市 ， 还 归 细 柳 营 。

回 看 射 雕 处 ， 千 里 暮 云 平 。

## 节气习俗

### 尾牙祭

　　"尾牙"一词源自拜土地公做"牙"的习俗。尾牙同"二月二"一样有吃春饼（南方叫润饼）的习俗。这一天老板们通常会设宴款待自己的员工，白斩鸡为宴席上不可缺少的一道菜。民间流传着鸡头朝向谁表示"老板第二年就要解雇谁"的说法，因此老板一般将鸡头朝向自己，让员工们能放心地享用佳肴，回家后过个安稳年。

##  食物伙伴帮帮忙

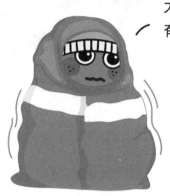

大寒好冷呀！
有什么食物可以驱寒吗？

应该多吃些温补的食物，
可以吃点姜驱寒。

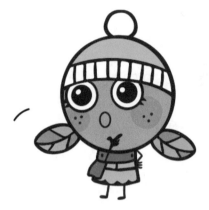

##  食物知多少

科学家发现，不同颜色的食物含有不同的营养。你还知道哪些五色食物呢？

| 食物颜色 | 食物名称 |
|---|---|
| 白色 | 白萝卜、莲藕、竹笋、糯米、梨、大白菜 |
| 绿色 | 菠菜、黄瓜、苦瓜 |
| 红色 | 红豆、西瓜、西红柿、红薯、苹果、柿子、花生、红枣、火龙果 |
| 黑色 | 黑豆、黑木耳 |
| 黄色 | 菠萝、姜、土豆、玉米 |

## 营养档案

**姓名：生 姜**

**特点：辛 辣**

- 热量：46 千卡
- 蛋白质：1.3 克
- 脂肪：0.6 克
- 碳水化合物：10.3 克
- 镁：44 毫克
- 钾：295 毫克

— 以 100 克为例 —

都说"姜是老的辣"，我要告诉大家，其实嫩姜也很辣。

我是生姜，为一种多年生草本植物的块茎。我的身体像一个个连在一起的疙瘩，不是那么好看，可是人们却把我当成宝。在厨房、药店、菜市场都能看到我的身影。

我有一种独特的辛辣味，可以给菜肴带来独特的风味。因此，在很早以前人们就把我作为香辛料了，我经常和其他小伙伴一起出现在厨房，调剂着餐桌上的滋味。

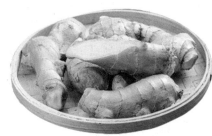

生姜

## 想一想

"大寒过了是新年"，你都知道哪些大寒的习俗和餐桌礼仪呢？

_____

_____

_____

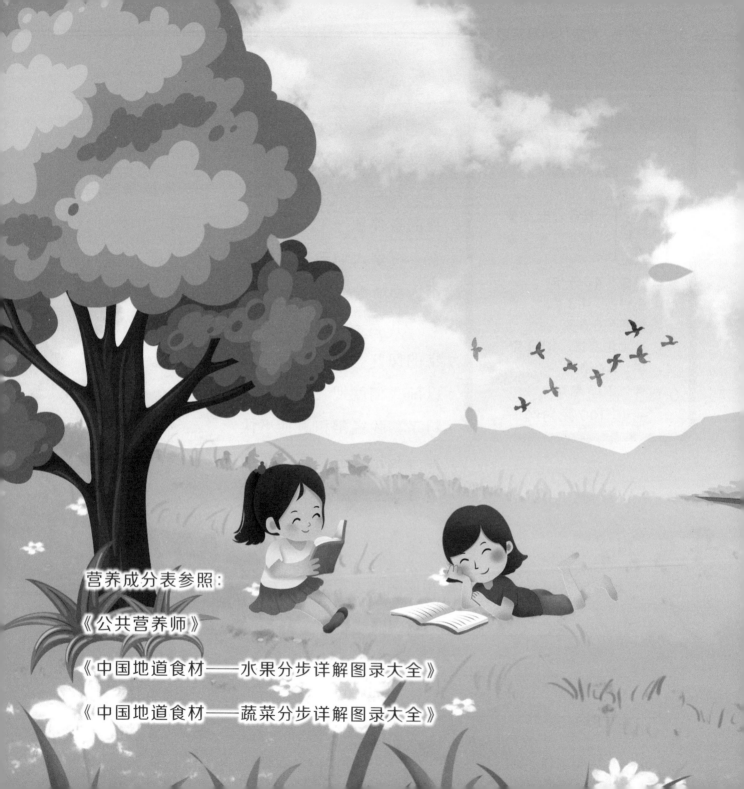

营养成分表参照:

《公共营养师》

《中国地道食材——水果分步详解图录大全》

《中国地道食材——蔬菜分步详解图录大全》

# 致小读者

同学们，一年过去了，

寒来暑往，我们见证了春夏秋冬四季的变换。

我们经历了二十四个节气，

我们通过诗歌和风俗认识了博大的节气文化。

我们还结识了二十四种食物朋友，

了解到食物都有哪些营养，有什么样的功效，适合在什么时节吃。

通过食育学习，我们也认识到了养成良好饮食习惯的重要性。

同学们，我国地大物博，不同地域的节气习俗各不相同呦，

打春牛、斗蛋、夏忙会、开渔节、回娘屋……

这些有趣的节气风俗都等着我们去探索呢！

让我们跟着小研、小童的脚步，

一起去开展二十四节气实践之旅吧！

# 跋

    二十四节气是华夏先民在农耕文明时代的产物，农业生产与大自然的节律息息相关，先民通过观察天体运行，根据一年中时令、气候等变化规律形成了知识体系。这个知识体系不仅在农业生产方面起着指导作用，随着传统文化的发展，还影响了先民日常的衣食住行，形成了许多流传至今的食俗、民俗等习俗。通过二十四节气，先民们可以更好地了解人与自然、人与族群之间的关系，从而指导自己的生产和生活。

    如今的很多孩子都患上了"自然缺失症"，缺乏与大自然的接触，缺少观察、体悟，更难以感受自然物候的细微变化对于我们生活的影响。而《发现二十四节气里的健康秘密》一书，则是一本亲近自然、体验生态的读物，从物候现象的小故事入手，引导孩子们观察每个节气的物候变化，培养其观察自然、亲近自然的习惯。

    同时，这本书也是一部品读传统文化的读物。各时代的文人墨客创作了很多与节气有关的诗词，《发现二十四节气里的健康秘密》中精选了很多节气诗歌，让孩子在品读中感受中华传统诗词的优美意境。

这还是一本贴近生活的课本。"生活即教育"，本书中的食物伙伴带领孩子们关注现实生活，像朋友一样陪伴孩子们了解与节气相关的食俗和饮食习惯，带领孩子一起去研学，在实践活动中培养孩子们建立健康的饮食习惯。

现在的孩子将更多的时间花在课业学习上，传统文化和劳作实践离他们的学习生活似乎越来越远。《发现二十四节气里的健康秘密》从孩子的视角去研学、去探究实践，从二十四节气中找到健康生活的秘密。

刘惊铎

国家开放大学文法教学部部长、教授

刘惊铎简介

陕西省眉县人，生态体验理论创始人，曾任中央教科所德育中心主任，现任国家开放大学文法教学部部长，教育部数字化工程中心生态体验与网络社会部主任、教授，澳门城市大学博士生导师，生态体验国际学委会创会主席。中央马克思主义思想理论研究与建设工程审定组专家，中央文件调研和起草小组核心成员，教育部全国高校科学工作能力建设平台联席会副主席，生命教育专委会咨询专家（全球共 4 位）。

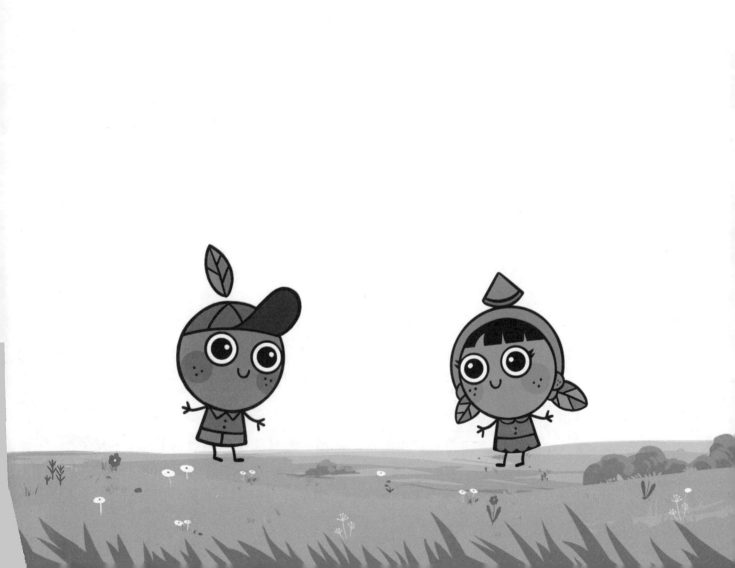